AF592297

DU

CHARLATANISME MÉDICAL

ET DES

MOYENS DE LE RÉPRIMER.

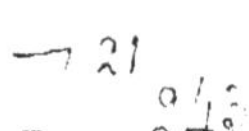

DU

CHARLATANISME MÉDICAL

ET DES

MOYENS DE LE RÉPRIMER.

INTRODUCTION.

Le médecin a pour mission de guérir ou de soulager les plaies physiques et morales des malades qui l'appellent à leur chevet, de cultiver l'honorabilité professionnelle et de la faire respecter.

Depuis longtemps nous avons compris les dangers du charlatanisme, nous avons enregistré et scruté les faits qui sont arrivés à notre connaissance, afin de pouvoir dénoncer, critiquer et flageller les médecins qui manquent à leur mandat et nous élever contre les abus, contre les charlatans qui, comme les êtres nuisibles, se multiplient chaque jour dans de grandes proportions. En agissant ainsi, nous suivrons l'exemple de Pascal, profondément religieux, qui n'a pas craint de dévoiler les tendances d'une secte trop relâchée dans sa morale et ses principes, convaincu qu'il ne portait aucun préjudice au prêtre, fidèle serviteur de Dieu, ni au caractère sacré de la religion qu'il relevait dans sa sublimité, en prouvant qu'elle est au-dessus des passions humaines.

Si le but, que nous nous proposons d'atteindre, est au-dessus de nos forces, espérons que nos pensées, recueillies par des intelligences plus élevées, germant dans des cœurs qui joignent la puissance à la volonté, porteront des fruits durables.

Si l'impéritie effrontée du charlatanisme avait seulement accès auprès des sots dotés de la fortune, on pourrait négliger de s'en occuper ; mais l'indigence est un des filons de la mine exploitée. L'instinct de conservation dominant tous les êtres, se trouve dans toutes les classes de la société ; et la santé étant le plus précieux des biens, un pauvre est toujours disposé à l'obtenir aux dépens de tous les sacrifices, même de l'honneur, a dit Charron.

Les charlatans exploitent toutes les faiblesses et mettent largement en pratique le *vulgus decipi vult, decipiatur*. Ils n'ont qu'un seul but, qu'un seul mérite, celui d'inventer des expressions qui frappent l'imagination, puis de se proclamer les flambeaux de la science : « Nous marchons à la tête du progrès, disent-ils, et les médecins qui ne nous imitent pas, restent encrassés dans la routine et ne peuvent sortir de l'ornière par défaut d'intelligence. »

Le siècle est au progrès, il est vrai ; mais pour les sentiments nobles et les appétits grossiers, pour le désintéressement et l'égoïsme, pour l'intégrité et la corruption. Le moteur du progrès dans les sciences en général, et dans la médecine en particulier, n'est pas un homme excentrique d'idées et de paroles, dépourvu de jugement et de conscience, riche d'imagination et de présomption, dédaignant les travaux de nos devanciers. Le progrès n'est pas une révolution subite; le progrès c'est la goutte d'eau qui filtre lentement au travers des couches géologiques, pour former ces immenses lacs souterrains d'où partent les fleuves qui vont féconder les continents; le progrès, c'est la science des siècles représentée par l'homme sage, modeste et laborieux, qui consacre sa vie à l'étude dans l'intérêt de l'humanité!

Nous passerons légèrement sur le charlatanisme de bas étage que l'on peut arrêter par l'application rigoureuse de la loi, pour flétrir, par la narration des faits, les médecins qui exploitent leur diplôme à la manière d'un fonds de commerce. Nous traiterons du cumul, de l'association, des remèdes secrets, des annonces et des réclames, de l'insuffisance des lois, du danger de laisser déguiser sous des noms spécieux, des médicaments inscrits au *Codex* ou connus, et de permettre qu'on les renferme dans des boîtes ou des flacons particuliers, qui leur donnent les avantages des brevets supprimés en médecine. Enfin, nous exposerons les réformes à appliquer. Nos opinions seront corroborées par des documents puisés dans les comptes-rendus de la Société royale de médecine, de l'Académie impériale de médecine, dans le Traité de Jurisprudence médicale de M. Trébuchet, qui renferme les appréciations les plus judicieuses, dans les travaux du Congrès de 1845, qui en outre de ses sages décisions, a eu le mérite de donner naissance aux Sociétés médicales d'arrondissements, sociétés qui luttent avec courage et persévérance contre le charlatanisme, et dans les travaux plus récents, tels que le Discours de M. Soubeiran sur les remèdes secrets, le Rapport fait par M. Despaulx-Ader, à la Société du premier arrondissement, sur la proposition de M. le docteur Boulu, l'Arrêté de M. le Maire de Lyon, qui a expulsé les annonces médicales de la circonscription de son administration, l'Arrêté de M. le Préfet de Police de Paris, qui tendrait à moraliser les réclames et les annonces si la chose était possible.

Espérons que le Gouvernement, cédant à l'évidence, apportera dans la répression de l'immoralité médicale le zèle et la sévérité que réclame l'intérêt de la société. L'homme souffrant est un être faible qui ne jouit pas de la plénitude de ses facultés; il faut le protéger contre les embûches qu'on lui tend.

Nous démasquerons ailleurs l'espèce de charlatanisme enfantée par un cerveau en délire, par une imagination fiévreuse qui a poussé le mysticisme jusqu'à se déifier, et nous en apprécierons les adeptes dans leurs écrits et dans la pratique. Ceux qui ont fréquemment entendu des fous atteints de monomanie raisonnante, ou des fourbes loquaces, savent combien leurs discours sont captieux, entraînants, empreints d'un certain vernis de logique qui n'est point la vérité. Quand on se donne la peine de remonter à l'origine de leurs inductions, quand on en sonde la base, tout s'écroule. Mais il n'est pas même possible d'excuser les disciples de Hahnemann, en les taxant de folie; ils savent ce qu'ils font, ils exploitent la crédulité publique! La plupart ont cessé d'être scrupuleux et intolérants, ils se disent, non pas éclectiques, vieux mot qui n'a plus de chance de vogue, ils sont fusionistes, prétendent employer tous les systèmes avec un égal succès, allèguent que les substances produisent les mêmes effets, administrées à très hautes doses ou à la vingtième, trentième, douze centième dilution, c'est-à-dire lorsque le médicament n'est plus accessible aux réactifs chimiques.

Nous ne discuterons pas sur la valeur des systèmes en médecine, sur leur importance au point de vue de la philosophie médicale, sur leur danger dans la pratique: tous sont vrais appliqués à des cas particuliers, tous sont faux dans leur généralisation. L'organisation humaine est composée d'élémens hétérogènes qui ont une sphère d'action isolée; mais comme ces élémens concourent au même but, ils sont liés intimement entre eux, et réagissent les uns sur les autres. La pathogénésie réside donc, dans un trouble fonctionnel sans lésion appréciable, ou dans une altération quantitative, qualitative, ou chimique des liquides, ou dans la lésion déterminée d'un solide, ou dans le développement de produits hétéromorphes, ou enfin dans la combinaison de plusieurs phénomènes morbides, etc. En présence de causes aussi variées, la thérapeutique consiste tantôt dans l'hygiène, l'expectation, une médication substitutive, spécifique, tantôt à remplir des indications basées sur un symptôme dominant, une lésion limitée, la marche de la maladie, ou l'ensemble des perturbations, etc. Aussi n'y a-t-il qu'une seule médecine pour tout praticien sérieux et probe, qui a une instruction solide et un jugement droit.

Que penser de ces hommes qui demandent au malade par quelle médecine il désire être soigné; qui sont *ad libitum*, allopathes pour deux francs, homœopathes pour trois, espérant persuader que la qualité de leur marchandise est en raison du prix qu'ils réclament? Qu'est-ce donc que l'honorabilité professionnelle pour eux? Rien, moins que rien! Une substance impondérable à la cent-millionième dilution, et dépourvue de ses propriétés dynamiques. S'il en est quelques-uns de convaincus, respectons-les, mais plaignons la pauvreté de leur esprit et la maigreur de leur jugement; ils auront beau faire, l'imagination ne renversera jamais les résultats de l'observation et de l'expérience en médecine.

CHAPITRE I.

DU CHARLATANISME EN GÉNÉRAL.

Le charlatanisme médical remonte aux temps les plus reculés. Le premier malade a dû rencontrer un homme compatissant, qui, par cette inspiration instinctive, naturelle aux êtres primitifs, a été conduit à trouver la plante qui pouvait guérir, et à en faire l'application ; la pureté des intentions, les généreux sentiments de l'homme, médecin par nature, ont été combattus aussitôt par un être pervers qui a exploité la souffrance et l'intelligence affaiblie.

Sans poursuivre la marche de ce fléau au travers des siècles, nous esquisserons les traits les plus saillants de cet adroit Protée, qui change de forme, de costume et de langage selon les tendances de la société, qui accroît et perfectionne ses ressources sans en perdre aucune.

Longtemps le charlatanisme a été pratiqué exclusivement par les bateleurs, les rebouteurs, les guérisseurs uropathes, etc., qui, se plaçant sous la protection divine, certifiaient de guérir les maladies les plus invétérées, par des charmes, des amulettes, des spécifiques et des panacées exhumées de la pratique des druides, des recueils d'alchimie, ou puisées dans les *admirables secrets* d'Albert le Grand, ramassis de prétendus remèdes composés de matières inertes ou nauséabondes. De toutes ces turpitudes, enfantées par l'ignorance, développées par la cupidité, cultivées par la souffrance, rien n'est abandonné; elles sont non seulement accréditées auprès du peuple des campagnes, mais encore auprès des habitants des villes et de Paris même, malgré la civilisation et les lumières de l'instruction. Nous ne discuterons pas de pareilles absurdités : elles portent avec elles leur critique et leur condamnation. Mais nous ne saurions nous montrer trop sévère contre les hommes qui suivent un chemin tortueux, se servent de la prépondérance d'un titre pour duper les malades et calomnier leurs confrères, qui usurpent une qualification, se prétendent inventeurs d'un traitement nouveau, à l'aide duquel toutes les maladies incurables sont guéries infailliblement; d'un symptôme léger ils font une maladie grave, pour avoir le mérite d'une cure surnaturelle; ils pratiquent la *médecine physique*, *physiologique*, *rationnelle*, *chimique*, *naturelle*, *méthodique*, *dynamique*, *euphlogique*, *électro-physico-chimique*, merveilleuses inventions qui n'existent que dans la qualification. En apparence, c'est la science; en réalité, c'est la ruse, l'intrigue, l'exploitation, le vol !

S.... a fait grand bruit par sa médecine chimique, qui consistait à désigner l'eau du nom pompeux de protoxyde d'hydrogène, et à formuler de façon à être compris seulement de son compère le pharmacien.

B... prétend avoir trouvé le secret de faire maigrir, ou engraisser à volonté; il affirme que l'estomac est un alambic qui distille à son gré de la soude ou de l'acide butirique; il porte lui-même son volume-prospectus chez les personnes, qui par leur corpulence ou leur maigreur, peuvent être tentées d'avoir recours à sa prétendue méthode.

X... avait, il y a deux ans, une maison de santé veuve de

malades ; il se rendait alors dans les promenades publiques, s'adressait fort adroitement aux personnes qui avaient un vice de conformation, une maladie apparente, et leur laissait sa carte, affirmant que sa spécialité était relative à leur affection.

F..., ex-infirmier à l'hôpital St-Louis, simplement officier de santé, fait profession de deviner les maladies passées, présentes et même à venir, par la perception du pouls, et gagne à ce métier des sommes considérables. Comme le mystère de la nuit est propice aux miracles, à la magie, à la divination, les consultations se poursuivent jusqu'à une heure avancée. Après une longue attente, on est admis à consulter l'oracle, qui saisit le bras du crédule, lève les yeux au ciel, semble réfléchir, n'adresse pas une seule question, et comme Sganarelle à Géronte, après qu'il s'est fait expliquer la maladie de Lucinde, s'écrie : *« voilà un pouls qui dit que votre fille est muette. »* Le pauvre malade ébahi, oublie qu'il a causé pendant les quatre ou cinq heures qui ont précédé son introduction, et qu'un compère a communiqué ses indiscrétions:

F..., habite la maison d'un pharmacien chez lequel les médicaments doivent être préparés. La guérison n'a lieu qu'à cette condition.

Chacun a sa spécialité d'exploitation. Nous pourrions, en multipliant les exemples, présenter un tableau curieux ; mais cette revue nous entraînerait trop loin.

Il est d'autres médecins assez abjects, pour prostituer leur diplôme, en se faisant les esclaves, les valets des somnambules et des magnétiseurs dont ils signent les prescriptions. Ils protégent la fourberie de ces devineresses de carrefour, qui sur un mot, une syllabe, brodent une longue histoire, ou qui, à l'aide d'un alphabet de convention, de moyens mnémoniques particuliers, composent des réponses sur les interpellations du magnétiseur, d'après le procédé employé par Robert-Houdin, dans ses expériences sur la seconde vue. Ils font plus que violer la loi, ils favorisent l'escroquerie, mettent les coupables à l'abri des poursuites de la justice, compromettent la santé des malades, et déversent sur la corporation, l'opprobre et la calomnie. Combien hélas ! nous sommes éloignés de l'époque où l'on voyait rarement le médecin, souiller sa robe doctorale et protéger l'orviétan ! De tels hommes ne sont plus accessibles à aucun sentiment d'honneur, ils ont bravé depuis longtemps le mépris public, et foulé aux pieds tous les devoirs de la profession : de honte on rougit pour eux! Ce sont des dogues qui lèchent le malade et aboient la science, disait Guy-Patin.

On n'arrêtera pas un tel dévergondage par la censure : c'est à la législation, insuffisante jusqu'à présent, que l'on demandera des châtiments à infliger à ceux qui exercent illégalement la médecine avec circonstances aggravantes.

CHAPITRE II.

DE L'ASSOCIATION DES MÉDECINS ET DES PHARMACIENS — DE LA CONSULTATION GRATUITE. — DU CUMUL.

Association, consultation gratuite : devise qui fait soupçonner que deux hommes désintéressés se sont réunis dans un ardent élan de philanthropie, pour remplir leur mission avec une abnégation au-dessus de tout éloge. Mais il n'est pas de vice qui n'ait une fausse ressemblance avec quelque vertu et qui ne s'en aide : aussi ces enseignes sont-elles des appâts jetés à la douleur.

La prétendue association est un raffinement de rouerie, pour éviter les dispositions formulées dans les articles 27 et 32 de la loi de germinal an XI, décrétés afin que les moyens de séduction et de captation ne soient pas au pouvoir d'un seul, et qu'il y ait contrôle de celui qui prescrit par celui qui exécute. Avec l'association, il y a bien les deux fonctions distinctes ; mais le contrôle est remplacé par une entente parfaite sur les moyens d'exploiter lucrativement. Les mensonges du premier sont confirmés par ceux du second, et le malade, toujours disposé à accorder une confiance illimitée au médecin dont il reçoit les avis, se trouve livré sans défense à la cupidité perfide de deux égoïstes.

A en croire les affiches, les prospectus, le médecin consultant est un professeur célèbre, un membre de l'académie, pour le moins un ancien interne des hôpitaux. Quand on arrive à la réalité, l'homme célèbre possède pour science l'intrigue, c'est un nom obscur, un officier de santé, une espèce de guérisseur, qui souvent a déjà rendu compte de sa conduite devant la police correctionnelle : limier chargé de reconnaître la valeur du gibier auquel on va donner la chasse, il a l'odorat si développé que les émanations métalliques des pièces de monnaie arrivent jusqu'à sa muqueuse nasale ; il confirme son diagnostic par l'auscultation et la percussion des poumons et du cœur, vous supposez sans doute ? Les bruits qui se passent dans la poitrine ne le regardent pas, il tient compte d'un seul bruit, d'un seul phénomène, le tintement métallique, non pas celui découvert par Laennec, précisé par M. Bouillaud et les savants observateurs de notre époque : il se livre à un examen attentif et minutieux du gousset, ponctionne et met à sec l'objet de ses investigations. Il oublie que notre devoir est non seulement de formuler, mais encore de nous rendre compte de la position pécuniaire du malade, afin de lui prescrire les médicaments indispensables sous la forme la moins dispendieuse, et de lui fournir même le moyen de les obtenir, s'il n'en a le pouvoir.

Le pharmacien le plus souvent est un prête-nom, qui, moyennant une redevance, laisse des industriels gérer un commerce : quand il est présent, loin d'exercer un contrôle, il devient complice de l'improbité.

Quel n'est pas le désappointement du malade qui, dans sa naïveté souffreteuse, est venu frapper avec confiance à la porte où se trouvait l'inscription : *association gratuite*, véritable symbole évangélique qui lui faisait espérer compassion et guérison. Oh! déception amère, il en sort exploité, dupé : ses plaies physiques sont accrues par la souffrance morale, et il emporte un germe de misanthropie contre la société et de haine contre les médecins. La corporation est non seulement déshonorée par ces malfaiteurs, mais solidaire de leurs méfaits, seule elle en supporte l'opprobre.

Dans les environs d'un hôpital spécial, très connu à cause des élèves et des médecins qui viennent y puiser la science, et des malades qui y recouvrent la santé, une pharmacie s'est fondée en prenant pour titre celui de l'hôpital. L'exploitation a été si lucrative, que bientôt deux établissements du même genre se sont fait concurrence. La façade de la maison est couverte d'inscriptions sans nombre concernant des traitements spéciaux avec consultation gratuite : on ne se borne pas à parler aux yeux ; il y a six ou huit recruteurs à deux francs par jour, les plus adroits reçoivent jusqu'à cent francs par mois, tous ont en outre une remise en raison du bénéfice prélevé sur la capture.

Les personnes, dont la mise indique une certaine aisance, sont le point de mire des courtiers ; aussi les chefs de service et les élèves sont accostés par les individus novices dans le métier.

Un chirurgien de l'hôpital a jugé par lui-même des moyens de captation mis en usage, et dans son exaspération légitime, a adressé une réclamation à M. le préfet de police.

Autrefois les allumeurs, (que le lecteur excuse cette expression, elle est consacrée), s'introduisaient jusque dans l'hôpital ; aujourd'hui ils sont contraints de rester à distance ; postés à l'angle des rues, comme des chasseurs à l'affût, ils poursuivent de leurs importunités ceux qui sortent de la consultation, essaient de persuader que l'établissement voisin est seul capable de préparer les médicaments spéciaux. Quand leurs séductions semblent échouer, ils vont jusqu'à dire que la boutique où se fabrique leur tripotage est la pharmacie de M. X... chirurgien de l'hôpital.

Dans un grand nombre d'établissements de ce genre, le malade ne reçoit jamais l'ordonnance qui lui est destinée; elle descend directement par un tuyau, du premier étage au rez-de-chaussée, où les médicaments prescrits sont délivrés moyennant la somme de 5 à 10 fr.

Un individu qui fait métier d'établir des pharmacies pour les revendre, a donné longtemps des consultations gratuites pour les maladies de la peau. Le malade, d'abord introduit dans un cabinet d'attente, où étaient appendues des peintures représentant les plaies repoussantes qui peuvent affliger l'espèce humaine, subissait préalablement une inquisition tacite: après l'avoir terrifié par ces hideuses images, on lui persuadait facilement la gravité que devait atteindre sa prétendue maladie. La consultation était gratuite, mais il payait le plus souvent 20 à 30 fr. de drogues.

Dans les associations, le cabinet de consultation a une entrée distincte de celle de la pharmacie; mais on est contraint de sortir par l'officine où la prescription est forcément exécutée. Les substances sont désignées par des signes abréviatifs et conventionnels : ce sont les pilules n° 3, la pommade n° 4, l'onguent n° 9; des paquets même sont préparés à l'avance avec cette seule indication : grand ou petit traitement.

L'association clandestine consiste à persuader au client, que telle ou telle pharmacie est seule capable de préparer les médicaments prescrits. On vient en foule chez le médecin, parce qu'il donne gratuitement ses conseils, mais il réalise des bénéfices considérables en partageant le produit de la vente avec le pharmacien. Cet abus, très difficile à atteindre, est entretenu par l'ignorance des gens du peuple, qui trouvent toujours qu'ils paient trop cher des paroles ou une ordonnance écrite, et sont au contraire disposés à attribuer une vertu curative à la substance en raison du prix qu'elle leur coûte. Nous ne parlerons pas des compères qui se trouvent dans les salles d'attente, jouent le rôle de malades reconnaissants et ne tarissent pas en éloges sur la science et la probité du grand médecin consultant.

L'association ne connaît point de bornes; il existe des sociétés en commandite pour l'exploitation des malades.

Le nommé Chaumonot, dit Charles Albert, qui, pour ainsi dire, a créé la réclame en médecine, fit une fortune rapide; lorsqu'il voulut vendre son exploitation, le prix, basé sur le rapport, en fut si élevé, qu'elle ne put être acquise que par une société. Aujourd'hui, chaque actionnaire perçoit des bénéfices en raison de sa mise de fonds; des mercenaires à gages donnent les consultations et les exécutent. Le fondateur est mort, mais l'annonce n'a subi aucune modification; elle est toujours appuyée sur des titres mensongers pour la plupart, ou présentés de façon à ce qu'on leur attribue une grande importance. A supposer que le nommé Chaumonot eût été un médecin instruit, ses successeurs n'en demeureraient pas moins des industriels. Mais l'intrigue et l'exploitation en médecine, sont des héritages qui s'achètent, se transmettent et donnent des résultats lucratifs; tandis que souvent l'intelligence et le savoir permettent à peine à l'homme probe de pourvoir à ses besoins.

Les faits dévoilés dernièrement devant la septième chambre de la police correctionnelle, sont une confirmation de toutes les ignominies déjà citées. Une pharmacie avait pris le nom du passage où elle était établie ; elle fonctionnait et prospérait depuis plusieurs années, répandant des prospectus, affichant sa méthode particulière de traitement dont elle vantait l'efficacité, lorsque l'autorité provoqua une enquête. Il fut prouvé qu'un prête-nom, recevant 50 fr. par mois, demeurait complètement étranger à la préparation des médicaments ; que le prétendu docteur, ancien interne des hôpitaux, était tout simplement un officier de santé, et que les ordonnances signées de l'initiale T, étaient formulées par un homme de peine. On débitait des remèdes secrets; rien ne manquait à la prospérité du commerce. Une condamnation a été prononcée, mais beaucoup trop légère pour la gravité du délit : un d'entre eux était en état de récidive. La pharmacie n'a pas été fermée une heure. Les affiches et les réclames n'en continuent pas moins de se multiplier à l'infini. A quoi servent donc les condamnations en médecine !!

A la question précédente, comme corollaire, se rattache le cumul, pratiqué principalement par les officiers de santé qui exercent dans les grandes villes, par les herboristes, par les homœopathes qui fournissent eux-mêmes les globules, prétextant que les pharmaciens ordinaires ne sauraient faire consciencieusement leurs préparations. Cet abus tient aussi à la tolérance pour les remèdes secrets qui entrent pour les 2/5 dans la vente des produits pharmaceutiques, et sont délivrés sans ordonnance préalable de médecins.

Des pharmaciens inscrivant sur leurs devantures, *médecin et pharmacien*, annoncent ouvertement qu'ils exercent les deux professions, contrairement à la loi qui prononce entre elles une incompatibilité.

Des médecins, pour pratiquer le cumul, affichent la consultation gratuite et délivrent les médicaments sans l'intermédiaire du pharmacien : ils se postent dans les lieux les plus fréquentés, ou dans le voisinage d'un établissement de l'assistance publique, comptant sur une méprise. Des inscriptions immenses, multipliées, à la portée des intelligences même les plus bornées renferment tous les états morbides : tandis que l'administration des hôpitaux, les bureaux de bienfaisance qui font le bien uniquement pour le bien, donnent sans ostentation, et ont une inscription à peine lisible.

Personne ne respecte plus que nous, la liberté d'action et de conscience en médecine ; mais les faits qui s'accomplissent au grand jour, doivent être sévèrement réprimés quand ils n'ont pas un but moral. La société ne peut trouver de garanties sérieuses contre tant d'imposteurs, que dans une loi qui consacrera la disposition suivante, votée par la Chambre des pairs, en 1847, et qui n'a pu être présentée à la Chambre des députés, par suite des événements politiques : « toute association, tout cumul, seront punis d'un emprisonnement de six mois à deux ans, et d'une amende de 300 fr. à 3,000 francs. »

CHAPITRE III.

REMÈDES SECRETS.

Remèdes secrets, tribut d'argent et de vie prélevé sur l'humanité! Abus sans cesse renaissant contre lequel des édits, des décrets, des lois, des arrêts ont été prononcés, et qui reste encore debout malgré la réprobation générale!

En remontant vers le passé, nous trouvons les ordonnances rendues par Philippe IV, en 1311, renouvelées en 1331, par Philippe VI. En 1364, Charles V y ajouta une disposition nouvelle, en frappant d'amende les contrevenants, et faisant don de la moitié de ces amendes à la confrérie de Saint-Côme et de Saint-Damien. Charles VI fut encore plus sévère; mais par une bizarre contradiction, ce roi pendant toute sa vie, fut entre les mains des empiriques. N'a-t-on pas dans ce fait la preuve la plus évidente de la faiblesse de l'esprit humain, en voyant celui qui prononçait des pénalités contre un abus, le perpétuer et l'encourager par son royal exemple? Charles VIII, par un édit de 1485, Louis XII, par celui de 1496, Henri II, par une ordonnance de 1556, Henri III, dans sa fameuse réformation du royaume aux États de Blois, en 1579, Henri IV et Louis XIII, se sont occupés de cette question. Louis XIV, par ses déclarations de 1696 et de 1702, qui règlent toutes les affaires relatives à l'art de guérir, comprend dans ses prohibitions, toute personne non graduée, même les religieux mendiants ou non mendiants et prononce une amende de 500 livres contre toute personne qui, sans qualité ordonne des remèdes même gratuitement. Louis XV, par une déclaration du 25 avril 1772, crée une commission spéciale pour examiner et juger les remèdes secrets; Louis XVI dans le même but crée la Société royale de Médecine; et l'Assemblée nationale les abolit par la loi des 14 et 17 avril 1790. La loi du 21 germinal an XI (art. 32 et 36), prohibe expressément l'annonce et la vente de tous les remèdes secrets, même pour les pharmaciens. Celle du 29 pluviose an XIII fixe la pénalité à une amende de 25 francs à 600 francs, et en cas de récidive, à une détention de trois jours au moins, de dix jours au plus. Un décret du 18 août 1810, déclare annulées toutes les permissions accordées aux inventeurs ou propriétaires de remèdes secrets. Malheureusement un avis du Conseil d'état du 5 avril 1811, rend illusoires les sages dispositions du décret précédent. Une ordonnance rendue le 21 juin 1828, se termine par l'article suivant. « Les propriétaires et inventeurs de remèdes, les éditeurs de feuilles périodiques, les imprimeurs, les afficheurs qui contreviendront aux dispositions rappelées contre les remèdes secrets seront poursuivis aux termes de la loi du 29 pluviose an XIII. » Un arrêt de la Cour de cassation du mois de novembre 1840, comprend sous la dénomination de remèdes secrets toutes les préparations pharmaceutiques qui ne sont ni conformes aux dispensaires ou formulées au codex, ni légalement publiées et rédigées, ni achetées et rendues publiques par le Gouvernement conformément au décret du 18 août 1810.

M. Dumas a marqué son passage au ministère de l'agriculture et du commerce, par la loi du 3 mai 1850, dont nous rapportons l'article principal. « Article 1er. — Les remèdes qui auront été reconnus nouveaux et utiles par l'Académie de médecine, et dont les formules approuvées par le ministère de l'agriculture et du commerce, conformément à l'avis de cette compagnie savante, auront été publiées dans son bulletin, avec l'assentiment des inventeurs ou possesseurs, cesseront d'être considérés comme remèdes secrets; ils pourront en conséquence être vendus librement par les pharmaciens, en attendant que la recette en soit insérée dans une nouvelle édition du Codex. »

Si l'on se reporte à l'exposé des motifs, on voit que cette loi a pour but d'abolir complètement les remèdes secrets dans l'avenir; mais en laissant persister les autorisations antérieurement accordées à de nombreuses médications sans valeur, autorisations dont les unes remontent à 1770, elle laisse une lacune qui rend son effet presque nul.

N'est-il pas ridicule de voir l'efficacité de substances médicamenteuses, basée sur des rapports datant du XVIIIe siècle, époque où l'anatomie se bornait à la description grossière des organes, où la physiologie expliquait seulement les grandes fonctions, où la chimie, encore dans l'enfance, connaissait les substances minérales, sans pouvoir apprécier et découvrir les mille combinaisons variées des corps, où la chimie organique était complètement inconnue; époque enfin où l'empirisme régissait et dominait la science? Depuis, l'anatomie descriptive, l'anatomie générale et l'anatomie microscopique ont perfectionné les connaissances; la chimie, appliquée à la physiologie, a fait comprendre les réactions qui s'opèrent dans l'organisme; on est parvenu, non seulement à extraire les principes actifs de tous les produits végétaux, mais encore à en connaître l'action directe et intime sur une fonction, un organe, un appareil d'organes. Les recherches ont amené à découvrir la spécificité d'un certain nombre de substances, et à démontrer que l'action de plusieurs médicaments varie, selon qu'ils sont introduits par l'estomac, la muqueuse rectale, ou la méthode endermique.

Sur quelles analyses chimiques est basée la composition du fameux Rob végétal dépuratif Boyveau Laffecteur? *qui guérit toujours et rapidement les dartres, abcès, ulcères, gales dégénérées, scrofules, scorbut, goutte, douleurs, marasme, rhumatismes, hypocondrie, anévrismes, catarrhes de vessie, asthme nerveux, hydropisie, gravelle, coups de sang, pâles couleurs, hémorrhoïdes, tumeurs blanches, toux opiniâtre, coliques périodiques, maladies du foie, gastrite, gastro-entérite, les suites de couches, toutes les maladies nerveuses, les affections contagieuses récentes, primitives, tertiaires,* etc. (1) Cette longue énumération n'est qu'un spécimen des annonces insérées périodiquement dans les journaux politiques. Aucune maladie, aucun symptôme, aucun état organopathique n'est oublié. Si une même préparation guérit tous les états morbides, la science est inutile, ou les prôneurs de remèdes sont des imposteurs.

L'efficacité des remèdes secrets ou présentés comme tels, est aussi peu fondée, est aussi fausse que la plupart des expériences des alchimistes, que les prétendues croyances des druides, qui proclamaient que les plantes tenaient leurs vertus curatives, non pas de leurs principes immédiats, mais de certaines cérémonies, ou de la manière de les cueillir. La camphrée, par exemple, était un remède puissant, à la condition qu'une personne, nu-pieds, vêtue d'une robe blanche, sans employer d'instrument tranchant,

(1) *Presse* du 15 mai 1853.

la cueillait de la main droite passée sous la robe et dirigée du côté gauche, comme pour dérober quelque chose. La samole, au contraire, devait être cueillie de la main gauche et à jeun; elle perdait toute sa vertu, si on avait l'imprudence de la regarder en la cueillant.

Sous Louis XV, un charlatan prétendait guérir les hommes fatigués, usés par la débauche et les excès de tout genre, à l'aide d'une préparation qui n'était, en réalité, qu'une eau puisée à la Seine et tout simplement colorée de carmin. Il possédait une bibliothèque de certificats, émanés d'hommes si non instruits, du moins très connus par leur position ou leur fortune, constatant l'efficacité de l'eau merveilleuse, sans tenir compte du changement dans la manière de vivre, ni du régime sévère auquel il soumettait les malades, et qui en définitive, étaient toute la médication.

La diète, dans les maladies aiguës, et le régime dans les maladies chroniques sont des modificateurs puissants d'un état morbide ou de la constitution, et toujours des adjuvants de la thérapeutique. Très-souvent on attribue des résultats heureux à des médications sans valeur, par ce que les coïncidences jouent un grand rôle en médecine.

Indépendamment des remèdes inconnus dans leur composition, et prônés comme également efficaces contre toutes les maladies, le charlatanisme trouve une source féconde de produits, dans la possibilité de changer le nom d'un médicament connu et même inscrit au *Codex*. La préparation la plus anodine, le suc de réglisse, par exemple, déguisé sous le nom pompeux de *pastilles ministres*, possède aussitôt une vertu curative contre toutes les affections nerveuses, inflammatoires de la poitrine, de la voix etc.

Tous les élixirs *anti-paralytiques*, *fortifiants*, *apéritifs*, *merveilleux*, *anti-hémorrhoïdal*, *immortel*, *anti-contagieux*, *anti-laiteux*, *entomofuge*, *penchimagogue*, *anti-vésuvien ;* les *gouttes d'or*, *les gouttes anodines*, *les pilules anti-glaireuses*, *toni-purgatives*, *toni-laxatives*, *lymphatiques*, *célestes*, *vespérines ; les mixtures brésilienne*, *végétale*, *anti-vénusienne*, *dépurative*, *chimique*, *physiologique*, *dynamique*, *incisive*, *anti-arthritique*, *les névrosines*, *les hémostatiques*, *le fameux bain électrisant*, *ou électro-hygiénique*, *les bonbons rafraîchissants*, *les pinceaux chimiques*, *tous les trésors de la poitrine*, *de l'estomac*, etc., etc. ; sont autant de mélanges sans valeur ou à peine différents de ceux inscrits au *Codex* ; ils offrent une variation dans la nuance, l'odeur ou la consistance, quand le nom seul n'est pas l'unique prestige d'une matière présentée comme la huitième merveille du monde. En outre de la fourberie, ce sont autant d'infractions à la loi, puisque la vente de ces préparations a lieu sans ordonnance de médecin.

Les produits précédents, décorés d'un nom en rapport avec l'idée que l'on veut en donner, sont encore renfermés dans des flacons particuliers, recouverts d'étiquettes de forme et de couleur spéciales, dont les modèles, préalablement déposés au Tribunal de commerce, en garantissent la propriété au vendeur. On ajoute des cachets simulant des médailles, et on a bien soin d'inscrire : « exiger notre signature ; tout contrefacteur sera poursuivi conformément à la rigueur des lois. » Le public crédule pense qu'il s'agit de la contrefaçon du médicament, du contenu en un mot ; pas du tout : c'est le contenant, la forme du flacon, la couleur de l'étiquette dont la contrefaçon est poursuivie : invention dont ils n'ont pas même le mérite, et qu'ils ont empruntée à César Biroteau, le parfumeur de Balzac.

N'est-il pas étrange de voir les brevets ne pas être permis en médecine, et les exploiteurs en recueillir les bénéfices, sans en subir les charges? Dans les arts, le brevet est un privilége temporaire que l'on paie, et qui tombe dans le domaine public après dix ans, quinze ans au plus; mais il n'y a pas de prescription pour les préparations médicamenteuses : après une année comme après un siècle, c'est une propriété privée, un secret exploité.

Qui pourrait certifier que les préparations, qui se débitent aujourd'hui sous le patronage d'anciennes autorisations, n'ont pas varié dans leur composition depuis l'époque où elles furent expérimentées publiquement? Rien ne l'atteste, et l'analyse a souvent démontré le contraire. Pour rapporter un seul exemple, citons le rob Boyveau-Laffecteur, prétendu végétal, vendu comme n'ayant jamais varié dans sa composition. En 1779, Buquet soupçonnait qu'il devait contenir du mercure, et son opinion a été confirmée par cette déclaration de Swediaur : « j'ai vu des malades qui, sous l'usage de ce remède, furent affectés d'une salivation forte et caractéristique. » Si tous ces remèdes produisent des effets, ils sont composés de substances actives, alors ils peuvent être dangereux; il faut donc en connaître la composition exacte : s'ils sont inertes, ils doivent être prohibés, parce qu'en leur attribuant des vertus qu'ils n'ont pas, on trompe le public. Aussi adoptons-nous l'opinion de M. Soubeiran : « Le remède le plus utile devient souvent funeste, par cela seul qu'il reste couvert des voiles du mystère, ce mystère exalte l'enthousiasme et entretient la crédulité. produit l'incertitude dans l'application d'un moyen qu'on emploie sans le connaître. La société de pharmacie a, dans ses recueils, des preuves multipliées des malheureux effets, et nous ne craignons pas de le dire, des empoisonnemens causés par des remèdes dont le succès avait été constaté. »

Les raisons qui ont fait prohiber le secret en médecine doivent amener l'abolition du privilége ; en effet, à supposer qu'il soit légitime, à qui appartiendrait-il? Prenons une plante par exemple : est-ce au botaniste qui l'a découverte et classée? Est-ce au chimiste qui l'a analysée et en a extrait les alcaloïdes? Est-ce au physiologiste qui a expérimenté ces alcaloïdes sur les animaux vivants et sur l'homme sain? Est-ce au médecin qui les a prescrits et en a observé l'action sur les phénomènes morbides? Est-ce au pharmacien qui les a mélangés à de l'eau distillée ou à une substance inerte? Tout se lie, tout s'enchaîne en médecine, et, pour être logique, il faudrait accorder aussi le monopole d'un procédé opératoire quelconque, et autoriser l'inventeur d'une modification pour la cataracte, la taille ou une amputation, et attaquer celui qui appliquerait son innovation. Où en serait l'art de guérir, si on accordait un privilége à toutes les découvertes en médecine? Il y aurait bientôt autant de spécialités que de médecins et de pharmaciens. Depuis cinquante ans, à l'aide de la chimie organique on a extrait les principes actifs de toutes les plantes, la quinine, la brucine, la strychnine, la morphine, la conicine, l'ioscyamine, etc., etc., découvertes sérieuses, importantes, exposées au grand jour par leurs auteurs, hommes de science, qui ont reçu des prix et des récompenses sans réclamer un privilége. Les deux hommes éminents et courageux, qui ont les premiers employé les inhalations éthérées et chloroformiques, ont-ils réclamé un monopole? Ont-ils exigé que leur découverte fût achetée? Cependant, après la démonstration de la circulation, après la vaccine, quelle invention plus belle que celle qui consiste à plonger dans un sommeil profond, à provoquer l'insensibilité, à la place des plus affreuses tortures déterminées par le fer rouge qui laboure les chairs, ou par l'instrument tranchant qui divise les tissus.

Mais les prôneurs de remèdes ne demandent pas un prix, une récompense : ils font une communication à l'Académie pour avoir un sujet de réclame ; elle commence le jour même de l'envoi ; le lendemain les journaux enregistrent des louanges désintéressées à trois francs la ligne. Si on a le malheur de ne pas leur infliger un blâme, ils se hâtent d'acquérir la propriété d'un pot ou d'un flacon. Alors, à l'aide des mille voix de l'annonce, ils s'efforcent de faire croire au public que l'Académie a constaté toutes les vertus qu'il leur plaît d'attribuer à leurs drogues.

Est-il, maintenant, de la dignité de l'Académie impériale de médecine de conserver dans son sein une commission dite des remèdes secrets ? Travail forcé qui revient tous les quinze jours, alimenté non par des médecins et des pharmaciens, mais par les premiers industriels venus, qui envoient sans relâche des formules composées, soit de substances inertes, ou connues et tombées dans le discrédit à cause de leur inefficacité, soit de bi-chlorure de mercure, ou d'arsenic associé à des mélanges aussi inextricables que la thériaque, et auxquels ils attibuent les propriétés les plus excentriques, espérant qu'à la fin, un rapporteur, par tolérance ou par inadvertance, ne rejettera pas leur préparation, qui n'est jamais une découverte.

La commission des remèdes secrets est une déconsidération qui pèse sur l'Académie impériale de médecine ; elle doit être remplacée par une commission ayant pour but l'appréciation des découvertes en médecine, en chirurgie et en thérapeutique, etc., à laquelle pourront seuls avoir recours ceux qui exercent légalement une de ces professions, puisque seuls ils ont le droit de prescrire et de vendre des médicaments, et que l'expérience a prouvé depuis longtemps que les communications faites par ceux étrangers à l'art de guérir, ont uniquement la cupidité pour mobile.

Quelle que soit la modification apportée dans les attributions de la commission, non seulement elle doit juger scientifiquement si le produit est bon ou mauvais, mais encore, elle doit juger d'après l'usage que l'on fait de ses appréciations et de ses récompenses. Vingt-quatre mille francs ont été malheureusement accordés à un mélange de *bi-chlorure de mercure* avec du *blanc d'œuf*. Eh bien! on insère dans la presse : que les biscuits du docteur Ollivier sont *le meilleur dépuratif pour les scrofules, les dartres, les maladies chroniques, les vices du sang, etc, etc, parcequ'ils ne contiennent pas de mercure*; et l'on couvre ce mensonge du patronage de l'Académie et d'une autorisation spéciale du Gouvernement!

Après ce fait cité entre mille, dira-t-on aujourd'hui, comme en 1842 : l'Académie est une société purement scientifique qui ne peut s'attribuer le droit d'enquête, exclusivement réservé au pouvoir judiciaire. Notre réponse est celle que fit alors Royer-Collard (1) : « Lorsque le corps médical est rongé par cette vermine du charlatanisme, lorsque l'effronterie des marchands d'orviétan se pavane sur tous les murs, dans les journaux politiques et littéraires et même, nous avons honte de le dire, dans maint journal de médecine! C'est lorsque cette insuffisance

(1) *Archives générales de Médecine*, 1842, t, 14, page 228.

des moyens coercitifs est démontrée à toute heure et en tous lieux qu'on vient arrêter l'Académie par la barrière du réglement! L'Académie, dites-vous, est une société purement scientifique? Mais depuis quand une société scientifique doit-elle laisser traîner son nom dans la fange et l'imposture, doit-elle se résigner à favoriser les abus qu'elle est chargée de détruire? Doit-elle, en un mot, servir de couvert à ces annonces dégoûtantes adressées, avec contrefaçon, à la crédulité publique? A qui persuadera-t-on que l'Académie doive embrasser ce puritanisme scientifique et se laisser insulter chaque jour parce que le règlement ne l'autorise pas à se défendre? De grâce! un peu moins de respect pour le règlement et un peu plus pour l'humanité dont la confiance est exploitée au grand jour d'une manière si scandaleuse. »

On criera à l'oppression! à l'enraiement des sciences médicales! soyons fermes et impassibles, sondons les intentions, jugeons d'après les faits accomplis, et laissons s'irriter les frêlons qui veulent s'emparer du butin de la ruche.

CHAPITRE IV.

DES ANNONCES ET DES RÉCLAMES,

L'annonce est le pivot sur lequel tourne la machine compliquée du charlatanisme : la réclame est le levier à l'aide duquel on parvient à exploiter la santé publique. Si on les supprimait, les effets fâcheux du cumul, de l'association et des remèdes secrets ne seraient plus à redouter.

Objectera-t-on que, dans les arts, dans le commerce, l'annonce est un bienfait de la civilisation, qui permet de porter à la connaissance de tous les améliorations et les découvertes? Mais le commerce c'est la ruse, sinon la fraude, tandis que la médecine et la pharmacie ont pour emblème, prudence et sagesse : ce qui peut être toléré dans une circonstance ne peut l'être dans l'autre. Chacun a capacité pour reconnaître la valeur des objets industriels destinés à son usage : le médicament, au contraire, est une arme à deux tranchants, utile si on en connaît le maniement, nuisible si on l'ignore.

A qui s'adressent les annonces et les réclames? Aux gens du monde, avides de tout ce qui touche à la médecine; aux personnes souffrantes qui veulent la santé à tout prix; aux hypocondriaques, aux malades imaginaires, aux malheureux atteints d'affections incurables : et pour qu'aucune maladie n'échappe à l'empirique, il proclame que son remède est une panacée qui convient à tous les états morbides.

Pour mieux tirer parti de toutes les faiblesses, de toutes les misères, les exploiteurs de publicité médicale, par des termes ambigus, se proclament *membres des académies des sciences et de médecine*, *professeurs de physiologie*, *de pathologie*, *de thérapeutique*, *membres de plusieurs sociétés savantes*, *auteurs de mémoires importants aux académies*, puis suivent les etc., etc., obligés. Ces hommes, revêtus de titres fabuleux, réprouvés par la science et les sociétés qui exigent de l'honorabilité, ne sont connus souvent que par un prénom, ou un pseudonyme, comme si un reste de pudeur les engageait à faire cette restriction. C'est encore un moyen de décliner la responsabilité des condamnations qu'ils encourent. La condamnation est appliquée au nom, et la popularité reste attachée au pseudonyme.

Il semble que le mensonge et l'imposture soient permis en médecine, comme s'ils n'avaient aucune conséquence funeste. Sans titre, sans même être herboriste, on s'intitule professeur d'une des branches de l'art de guérir; sans avoir donné la moindre preuve de capacité, on prend la qualification d'auteur de mémoires importants adressés aux Académies des sciences et de médecine, pour une communication dénuée de tout intérêt et le plus souvent étrangère à l'art de guérir, et même pour l'envoi d'un papier cacheté dont on ne prendra jamais connaissance. De même que la loi punit avec raison, non seulement le port illégal d'une décoration, mais le ruban qui la simule sans la représenter, de même elle devrait sévir contre ceux qui prennent des titres qui leur servent à exploiter la crédulité.

Si les sociétés savantes acceptent toutes les communications qui leur sont adressées, au moins leur dignité doit être sauvegardée par une pénalité, appliquée à celui qui ferait soupçonner qu'elles approuvent ou patronent leur industrie, quand elles n'ont pas même voulu faire un rapport, tant l'absurdité paraissait évidente. Il ne devrait être permis de faire mention d'un mémoire adressé, qu'après un rapport favorable. Loin de blâmer les Académies, on doit les louer du silence qu'elles gardent sur certaines communications médicales. Un rapport, même défavorable, est un moyen de propagande qui sert de prétexte pour crier à l'oppression.

Quand on lit en tête de l'annonce la plus répandue en France et à l'Étranger : « *Médecin de la Faculté de Paris, maître en pharmacie, ex-pharmacien des hôpitaux de la ville de Paris, membre de plusieurs Sociétés savantes, professeur de médecine, de botanique, honoré de médailles et de récompenses nationales, etc., etc.* » On s'écrie quel savant! allons le consulter. Eh bien! cet industriel est mort depuis longtemps : c'est pourquoi les affiches et les annonces portent : *Traitement du docteur*, au lieu de : *Traitement par le docteur Ch. A.* Il faudrait être bien roué en exploitation de réclame pour deviner la supercherie.

Que dirait-on d'un homme qui afficherait : opérations avec la dextérité de Dupuytren et la sagacité chirurgicale de Boyer, diagnostic des maladies de poitrine d'après l'habileté d'auscultation de Laennec? On crierait absurdité! et cependant, tous les jours des annonces publient de pareilles absurdités : monstruosité inqualifiable, quand on connaît les gens qui exploitent, le but auquel ils tendent et les résultats qu'ils obtiennent.

Si la pudeur ne nous défendait de transcrire les annonces et les réclames que nous avons recueillies, on verrait jusqu'où peut aller le cynisme des exploiteurs de publicité.

Immédiatement après l'énonciation des titres faux dont ils se décorent, ils annoncent guérir toujours d'une manière *infaillible*, *prompte*, *radicale et à peu de frais*, *en voyageant*, *en travaillant*, *sans tisane ni mercure*, *les maladies les plus rebelles réputées incurables*, *abandonnées des médecins etc.* En outre, le médicament est bon contre *les maladies nerveuses*, *inflammatoires*, *de poitrine*, *de l'estomac*, *des intestins*, *les palpitations*, *les gastrites*, *les diarrhées etc.*, *etc. C'est le seul remède que l'on doive employer avec confiance lorsqu'on veut se marier et avoir des garanties pour la santé de ses enfants et la paix dans son ménage.* D'autres, enlèvent *les tumeurs*, *les cancers sans instruments tranchants*, *sans cautérisations et surtout sans douleur.*

Les exemples suivants sont des échantillons les plus modestes du genre.

1° U..., *guérit radicalement et à peu de frais*, *les affections des vaisseaux blancs*, *tels que : syphilis*, *dartres*, *boutons*, *glandes*, *ulcères*, *pertes*, *catharres*, *hydropisies*, *glaires*, *écoulements*, *etc.* Puis, il ajoute : « Voyez le Rapport de l'Académie sur ma nouvelle méthode. » Mais on cherche en vain ce Rapport dans les bulletins de cette société savante. Si l'on demandait à ce *guérisseur*, où sont les prétendus *vaisseaux blancs* qui, par leur altération, engendrent toutes les maladies, il répondrait probablement avec l'auteur comique, plaçant le foie à gauche et le cœur à droite : « Nous avons tout changé. »

2° *Découvertes médicales et physiologiques.* AVIS *aux personnes affectées des maladies chroniques des yeux*, *des oreilles*, *du cerveau*, *de la moelle épinière.* CONSEILS *sur les affections de l'estomac*, *des intestins*, *de la matrice*, *de la vessie*, *sur le lait épanché*, *la couperose*, *les dartres*, *etc.*, *etc.* Tout en s'annonçant comme spécialiste, on finit par n'omettre aucune maladie dans l'énumération.

Les plus adroits paient un supplément, afin d'être insérés dans les nouvelles diverses, partie sérieuse et importante du journal pour la majorité des lecteurs. Dans ce cas, le fait est annoncé comme une rumeur publique : un compère en est l'auteur ; c'est de la célébrité que l'on achète trois francs la ligne. Par exemple : « le monde doit au docteur X.... une nouvelle conquête, la ville de Paris se félicite de l'arrivée de ce savant qui a opéré de nombreuses cures, dont on trouve la preuve dans une foule de certificats émanés de nationaux et d'étrangers. » Ces certificats qui garantissent l'authenticité des guérisons et l'efficacité du traitement, sont les serments de malhonnêtes gens patronés par la sottise.

Tout est mis en usage pour duper, ainsi que le prouvent les lignes suivantes : « Dans les sciences, quand par hasard il se rencontre un homme sincère, on doit l'écouter avec attention, surtout lorsque la science qu'il professe a pour but la guérison des maladies. Un homme modeste a fixé notre attention et paraît mériter de sincères éloges ; ce savant praticien, doué d'un tact exquis, d'une sagacité native, a trouvé à force d'expériences, etc., etc. » Cette supercherie appuyée de noms recommandables, est en outre signée par un autre médecin que celui dont il s'agit.

Souvent on prend pour prétexte d'annoncer aux médecins des hôpitaux que l'on traitera gratuitement les malades qu'ils désigneront ; mais c'est tout bonnement pour indiquer l'heure des consultations, et faire croire à une efficacité reconnue par l'expérience.

Les auteurs de livres sur les affections des organes de la génération *à l'usage des gens du monde pour leur permettre de se soigner eux-mêmes*, spéculent beaucoup plus sur les idées érotiques que sur l'utilité qu'on peut en retirer. Aussi, ont-ils bien soin d'ajouter : « Il y a cent, deux cents gravures dont plusieurs sont coloriées. » Des annonces contiennent le *nota* suivant : « Les malades peuvent se traiter eux-mêmes, et faire préparer chez leur pharmacien les remèdes qui leur conviennent. »

La mine d'or des exploiteurs de publicité se trouve chez les hypocondriaques d'une espèce particulière, les *syphilophobes* ou les *mercurophobes*, qui n'ont pas une douleur, pas un malaise, pas la moindre éruption, sans l'attribuer à un virus, aux influences fâcheuses d'un médicament qu'ils ont pris ou qu'ils supposent avoir pris. Aussi publie-t-on que le traitement est dépuratif, végétal et sans mercure, bien que l'analyse chimique en découvre la présence dans la plupart des préparations.

Toutes les réclames se terminent par la phrase sacramentelle: « consultation gratuite et par correspondance, affranchir. » Les grandes compagnies d'exploitation reçoivent des lettres en *français*, en *anglais*, en *espagnol*, en *italien*, en *allemand*, en *portugais*, etc. Quelle amère dérision, quelle ridicule jonglerie que ces consultations par correspondance, quand l'interrogatoire le plus minutieux et l'examen le plus attentif ne permettent pas toujours de poser un diagnostic précis pour appliquer ensuite le traitement convenable ! Que la lettre soit l'œuvre d'un dément, d'un malade imaginaire, d'un enfant même, qu'importe: ils répondent en envoyant une cargaison de drogues que l'on s'administre sans discernement et sans contrôle. Ils trouvent même le moyen de mettre en défaut la consigne des colléges et des pensionnats, et d'y faire pénétrer leur marchandise.

Non seulement les vivants donnent des consultations,

les morts même répondent aux lettres qui leurs sont adressées. Ainsi M. Ch. Albert, décédé depuis 5 ans, a répondu à la date du 16 juin 1853 à une lettre qui lui avait été adressée la veille : *Je puis d'autant mieux vous guérir radicalement et promptement, j'espère, que je m'occupe spécialement de la maladie dont vous êtes atteint. Veuillez donc vous donner la peine de venir me voir, et j'espère que vous serez satisfait de mes bons soins et de ma discrétion.*

Signé : *Ch. Albert.*

Il en est qui, après avoir annoncé la consultation gratuite, changent et annoncent les médicamens gratis. C'est encore la duperie déguisée sous des apparences plus séduisantes et plus désintéressées. C'est toujours promettre beaucoup pour obtenir davantage.

Des sommes énormes sont absorbées par les affiches, les propectus. Une réclame, qui occupe une grande partie de la quatrième page des journaux politiques, coûte de 1,000 à 1,500 fr. pour un jour. Les donneurs de consultations gratuites, les plus répandus, dépensent en moyenne de 50 à 100,000 francs par an. Ils ne se contentent pas d'insérer d'infâmes mensonges, ils s'arrangent de façon à en rendre complices les autorités administratives et judiciaires, en accumulant légalisation sur légalisation pour des lettres qui n'ont aucun caractère officiel, émanées de malades et le plus souvent de compères : *Je ne puis résister au désir de vous exprimer ma reconnaissance, pour les effets miraculeux que j'ai obtenus de votre vin de salsepareille. Depuis huit ans, je cherchais en vain du soulagement dans ma malheureuse position : je n'ai pu en obtenir par les soins de MM. B... et L..., médecins de l'hôpital Saint-Louis, de M. L..., médecin de la Charité, de M. C... et autres médecins distingués qui m'ont jugé incurable. Aujourd'hui, grâce au vin de salsepareille, je suis parfaitement guéri et je me trouve dans un état de santé qui ne laisse rien à désirer.*

Pour la légalisation, le maire du premier arrondissement de Paris.

LEFORT,
Officier de la Légion d'Honneur,

Vu par le préfet du département de la Seine, Conseiller d'État.

Comte de RAMBUTEAU.

D'abord cette lettre, toujours citée dans les prospectus, adressée en 1835 à un homme mort depuis longtemps, contient des allégations fausses : les médecins instruits auxquels on fait allusion, n'ont jamais dit à un malade : vous êtes incurable. En outre, on a grand soin d'omettre que la légalisation porte sur la signature seulement, afin de laisser soupçonner qu'il s'agit du contenu de la lettre. On publie même des certificats où l'authenticité de la guérison de la phthisie, de l'asthme, etc., est garantie par des officiers publics. Nous ne discuterons pas si ces derniers ont dépassé leurs pouvoirs, s'ils ont, oui ou non, capacité pour faire de semblables assertions ; mais nous constaterons que des faits présentés ainsi, et entourés de ces apparences de garantie, ont les plus funestes résultats.

Dans les circonstances ordinaires, la masse de la population, et même les personnes instruites supposent que les annonces, publiées dans les journaux, ont la sanction de l'autorité, et que le gouvernement ne permettrait pas l'insertion d'un mensonge. Dans leur candide naïveté, douter serait un crime quand un maire, un commissaire de police, un magistrat supérieur ont non seulement légalisé des signatures, mais encore certifié l'authenticité d'une guérison.

Il est aussi indispensable de mettre un frein au débordement des annonces, qu'il importe à la censure de s'opposer à la publication ou au colportage d'une brochure, d'un pamphlet contraire aux idées d'ordre et de morale. La commission, nommée par la Chambre des Pairs pour l'examen du projet de loi, présenté par le gouvernement en 1847, avait bien compris le danger, en proposant l'adoption de cette disposition: « est interdite toute annonce par voie de journaux, prospectus, affiches, enseignes, avis imprimés et distribués, ayant pour objet d'indiquer une consultation, une méthode particulière ou générale de traitement. Tous ceux qui contreviendront seront punis d'une amende de 200 à 1,000 fr. »

La Société médicale d'émulation de Paris, rendant compte des travaux de la Société de médecine de Chambéry, a appris qu'en Savoie la police médicale est confiée par le Gouvernement à un proto-médecin, chargé de connaître et d'instruire sur tout ce qui touche, de près ou de loin, à l'exercice légal de la profession; que les annonces, les affiches médicales et pharmaceutiques sont sévèrement interdites, et frappées des mêmes peines que le sont les auteurs de dépôts d'immondices sur la voie publique: ces mesures sont motivées surtout sur ce que les annonces d'un médicament, même très bon, très utile, ne s'adressent pas à des hommes compétents pour apprécier si ce médicament leur est, oui ou non, salutaire, et que de là résulte leur presque constante nocuité.

Le gouverneur général de Madrid a défendu l'apposition, sur les murs de cette ville, d'affiches portant l'annonce de remèdes secrets et de tout traitement contre les maladies spéciales, ou autres.

Le maire de la ville de Lyon a proscrit la publicité et l'affichage de toute espèce de substances médicamenteuses et de traitement dans l'étendue de son administration. Cette réforme partielle est sans avantage en France, où il n'y a pas un village, pas un hameau qui n'ait à la fois les affiches Charles Albert, Boyveau Laffecteur, biscuits Ollivier, etc.

Par un arrêté du préfet de police du département de la Seine, les annonces et les affiches sont soumises à une commission chargée d'en surveiller la rédaction. Depuis la mise en vigueur de cet arrêté, ces mots : maladies syphilitiques ou secrètes, organes de la génération sont remplacés par les suivants : maladies contagieuses, organes spéciaux, etc. Cette première tentative très louable est sans résultat et n'aboutit qu'à une substitution d'expression.

Le charlatanisme trouvera toujours moyen d'éluder la loi, si on lui laisse la moindre échappatoire. En défendant simplement l'annonce et l'affiche, on le verra se réfugier dans les nouvelles diverses et créer des journaux spéciaux semi-scientifiques. Il est permis de tout supposer, quand les numéros, que les cochers de voitures publiques remettent aux voyageurs, sont convertis en un cahier de seize pages d'impression remplies de réclames médicales.

Vouloir moraliser l'annonce et la réclame en médecine, est chose impossible : on ne moralise pas le vice !

CHAPITRE V.

DES CAUSES DU CHARLATANISME. — DE L'INSUFFISANCE DES LOIS.

Après avoir longuement insisté sur le cumul, l'association, les remèdes secrets, les annonces, etc., nous devons consacrer un chapitre spécial aux causes. Tout ce qui précède peut être considéré comme l'exposition des périodes diverses d'une maladie dont nous cherchons à préciser le diagnostic, afin d'appliquer une thérapeutique efficace.

Le principe du charlatanisme réside dans l'exploité et dans l'exploiteur, qui tous deux, bien qu'ayant des intérêts contraires, concourent au même but,

> L'un par trop de faiblesse et de crédulité,
> L'autre par trop d'audace et de cupidité.

L'impuissance des corporations médicales, qui n'ont pas le droit de prendre l'initiative pour dénoncer un délit, le défaut d'association et de solidarité entre les membres de la corporation, l'abandon des étudiants pendant les cinq ou six années de cours, l'absence complète d'éducation morale, et l'ignorance des devoirs que médecins ils ont à remplir envers la société et envers leur confrères, sont les sources principales du mal que nous signalons.

Au début de leurs études, les élèves ont les meilleures intentions ; mais sans guide, sans soutien dans leurs aspirations vers le bien, beaucoup cèdent à l'entraînement de leurs passions ou du mauvais exemple, et dépensent leur temps, leur patrimoine et leur moralité; forcés de prendre une profession, ils sont guérisseurs par nécessité et non médecins par vocation. Parmi eux se recrutent la majorité des officiers de santé et les docteurs qui ne pouvant s'appuyer sur aucun travail sérieux, forment la pépinière des associations apparentes ou clandestines.

L'amour du merveilleux qui pousse les hommes à prôner les choses fausses, les maladies chroniques incurables contre lesquelles des palliatifs seuls peuvent être employés, et la cohorte des hypochondriaques sont les principaux éléments de la vogue du charlatanisme. Appelé près d'un malade, le médecin, pour qui la profession est un sacerdoce, cherche à consoler, à rassurer sans forfanterie, sans jactance ; mais sa modestie et son désintéressement sont souvent mal interprétés. Le charlatan, au contraire, éblouit par de grands mots, prend tous les maintiens, toutes les physionomies ; tour à tour brusque ou patelin, distrait ou réfléchi, familier ou hautain, laconique ou disert, il adopte toujours les idées fausses, triviales, absurdes, de celui qui le consulte. Votre affection, dit-il, tient à un *lait répandu*, *à une gale répercutée*, *à un vieux péché*, *à un virus*, *à une poche d'eau dans l'estomac*, *à une boule de chair dans la rate*, *les reins*, *les boyaux*, *à une tache de sang sur le cœur*, *à un animal qui ronge les foies*. Il admet les *causes occultes*, *l'influence des astres*, *de la lune* ; fait circuler *le lait avec le sang*, *les humeurs avec l'urine*, traduit les mille sensations par les expressions les plus bizarres ; et le malade, dans sa confiance, exécute aveuglément les traitements les plus absurdes et les plus dégoûtants.

De source certaine, nous savons qu'un jeune homme, dans le but de se guérir d'une phthisie pulmonaire dont il mourut, s'est résigné à manger la substance la plus repoussante; qu'un autre, atteint d'une néphrite albumineuse, a dû ajouter à ses douleurs le dégoût de boire tous les jours pendant un mois, un litre d'infusion de mille fleurs, fournie par la distillation rénale d'une vache. Un empirique habitant les environs du faubourg Saint-Honoré, prétend opérer des cures merveilleuses pour les tumeurs, les déviations, les gibbosités en faisant avaler une énorme araignée enveloppée dans sa toile et macérée dans l'eau-de-vie. A la barrière de Belleville, on guérit les boutons chancreux, les plaies du nez, par l'application d'une pommade et l'emploi d'un adjuvant, que l'on peut appeler le procédé de la pomme. A la première consultation, le nez du malade est placé, pendant une minute, entre les deux moitiés d'une pomme, qui ficelée, étiquetée, est ensuite suspendue dans la cheminée à une certaine hauteur. Lorsque le malade revient, l'état du nez est indifférent; c'est l'aspect présenté par la pomme qui fait juger de l'effet de la pommade, etc., etc.

Ne soyez pas étonnés si les insuccès des charlatans sont ensevelis dans le silence le plus profond; ils exigent presque toujours le paiement à l'avance, et les personnes, qui ont eu la faiblesse de se laisser piper par leurs supercheries, hésitent à les dénoncer, car on tient à cacher sa sottise, ce mal incurable de l'esprit humain. Les charlatans sont donc sauvegardés par ceux-là mêmes qu'ils dupent.

A une période avancée d'une affection grave, si des crises plus terribles en apparence qu'en réalité viennent à se manifester, les parents, les amis, poussés par le mobile bien noble et bien légitime qui les porte à tout tenter pour conserver les jours de ceux qui leur sont chers, appliquent tous les moyens qu'on leur indique. Alors les charlatans accourent en foule. A peine le médecin est-il sorti, que l'homœopathe est dans l'antichambre, la somnambule sur l'escalier; ils se prônent réciproquement et calomnient la science, avec une présomption, sœur de l'ignorance, mais qui simule la vérité. Pour eux, la guérison n'est jamais douteuse : si elle s'opère, on l'attribue aux absurdités qu'ils ont débitées et nullement à la médication sérieuse, au dévoûment du médecin; si la mort survient, on en rend ce dernier solidaire, et les charlatans, pour échapper à toute responsabilité, s'écrient : nous avons été appelés trop tard! Ils s'inquiètent fort peu s'ils sèment pour toute la vie des regrets dans une famille.

En voyant les malades abandonner les médecins consciencieux pour passer par la filière des homœopathes, des somnambules, de tous les afficheurs, guérisseurs, prôneurs et exploiteurs, ne dirait-on pas que vingt ans de la vie passée à connaître l'organisation physique du corps humain par l'anatomie, à approfondir le jeu des fonctions normales par la physiologie, à se rendre compte de l'action des tempéraments, des âges, des climats, sur le développement et la marche des états morbides, à se rendre compte de l'influence du moral sur le physique et *vice versa*, pour appliquer enfin ces notions à la pathologie et à la thérapeutique, l'*ultima ratio* de notre profession, loin de procurer des connaissances sérieuses, obcurcissent la pensée et faussent le jugement.

De toutes les causes qui favorisent et entretiennent le charlatanisme, aucune n'est aussi funeste que l'insuffisance des lois. La société exige de longues et pénibles études, des sacrifices d'argent considérables, avant d'accorder l'honneur d'exercer une des branches de l'art de guérir. Mais en échange de tous les devoirs qu'elle impose, elle ne donne aucune protection. Toute base légale fait défaut ; on demeure sous l'empire de lois incomplètes dont ne s'inquiètent guère les forbans de la profession : elles sont d'une faiblesse désespérante dans le texte, et un chaos dans l'application.

L'article 35 de la loi du 19 ventôse an XI, est ainsi conçu : « six mois après la publication de la présente loi, tout individu qui continuerait d'exercer la médecine ou la chirurgie, ou de pratiquer l'art des accouchements, etc.., sans avoir de diplôme, de certificat, ou de lettre de réception, sera poursuivi et condamné à une amende pécuniaire envers les hospices. » Cet article qui ne fixe ni le minimum, ni le maximum de l'amende, donne dans l'application les résultats les plus bizarres. En effet, il est de principe en matière de droit criminel que, si une loi ne détermine pas la quotité de l'amende qu'elle prononce, on ne peut appliquer à ceux qui contreviennent à ses dispositions, que la peine pécuniaire la plus faible, fixée par le Code pénal, c'est-à-dire l'amende de simple police. Cette amende s'élève de 1 fr. à 5 fr., et est infligée à ceux qui ont négligé de faire nettoyer leurs cheminées, placé un pot de fleurs sur leur croisée, ou bien embarrassé la voie publique. Est-ce là une répression sérieuse, pour protéger la santé des citoyens contre l'ignorance et la cupidité des empiriques ?

En cas de récidive, le fait d'exercice illégal de la médecine sans usurpation de titre est, d'après la jurisprudence de la Cour de cassation, régi par les dispositions légales concernant la récidive en matière de simple police, c'est-à-dire, que l'amende reste de quinze francs au maximum, et que ce maximum ne peut être appliqué, que si la première condamnation a été rendue dans les douze mois précédents, et pour une contravention commise dans le ressort du même tribunal. Plusieurs Cours d'appel, afin de venger plus rigoureusement la probité et l'intérêt public, ont condamné à 50 francs d'amende des prévenus en état de récidive; mais les arrêts ont été cassés par application du principe qui proclame, que les dispositions pénales doivent être restreintes aux cas pour lesquels elles ont été édictées, et ne peuvent être étendues par voie d'analogie.

Nous ne pouvons mieux faire la critique de la loi qu'en rapportant des cas récents de son application.

C., maréchal ferrant et sa femme, prétendaient guérir en joignant à leurs remèdes la magie et les influences religieuses, sans avoir recours au clergé. Ils faisaient payer de 30 à 50 francs un pélerinage à la chapelle de Sainte-Suzanne-du-Désert, située au milieu de la forêt de Breteuil. Convaincus d'escroquerie et d'exercice illégal de la médecine, C. a été condamné à 200 fr. d'amende et sa femme à 100 fr. (1).

H. et la femme D., inculpés d'avoir, sous l'influence du somnambulisme, donné des médicaments à un enfant malade, qui mourut sous cette influence, ou pendant leur administration, furent condamnés seulement à 50 fr. d'amende (2).

Dans le courant du mois d'août 1852, le Tribunal de Dijon, condamna X., à huit mois d'emprisonnement et à 500 fr. d'amende, pour avoir empoisonné un malade par des médicaments.

La *Gazette des Tribunaux*, du 23 janvier 1852, renferme le fait le plus étrange que l'on puisse supposer. Une

(1) *Gazette des Tribunaux* du 28 septembre 1852.
(2) *Gazette des Tribunaux* du 28 décembre 1852.

femme s'était associée à un herboriste pour l'exploitation d'une pommade : ce dernier, enfreignant les clauses du traité, vendait à son bénéfice la prétendue merveille contre la goutte. Sur une plainte en escroquerie portée par son associée, l'herboriste a été condamné à cinq fr. d'amende, pour exercice illégal de la médecine, le chef de l'escroquerie n'ayant pas été admis. L'avocat de la demanderesse, pour attaquer le compère avec plus de violence, et pour établir, d'une manière évidente, le préjudice fait à sa cliente, mit sous les yeux du tribunal des lettres, qui prouvaient qu'elle avait reçu des sommes considérables pour la vente de sa pommade, et entre autres, celle de 1,000 fr. d'une seule personne. Jamais un tribunal n'eut de preuves plus certaines sur une illégalité médicale ; mais ce fait passa inaperçu sans attirer l'attention du parquet, qui aurait dû requérir l'application de la loi sur l'exercice illégal de la pharmacie. Si, deux personnes étant associées pour la fabrication de la fausse monnaie, l'une portait plainte contre l'autre, comme ayant enfreint les conditions du traité, le devoir du juge ne serait-il pas de les condamner toutes deux également ?

Une information avait été requise par le ministère public, contre le sieur R., à raison d'expériences de magnétisme auxquelles il se livrait quotidiennement, sous la double inculpation d'escroquerie et d'exercice illégal de la médecine. A la suite de cette information, la chambre du conseil du tribunal de St-Omer écarta le premier chef de prévention, et sur le second, renvoya le prévenu devant le tribunal correctionnel. Mais un jugement le relaxa des poursuites, sur le motif « qu'il ne résultait pas de l'information ou des débats que R. eût prescrit aucun remède ou médicament aux malades qui s'adressaient à lui ; mais qu'il en résultait, au contraire, qu'il les avait traités au moyen de passes et du magnétisme, que dès-lors, il n'était pas convaincu d'exercice illégal de la médecine. »

Sur l'appel du ministère public, la Cour de Douai a rendu l'arrêt infirmatif suivant :

« Attendu que nul, en France, ne peut exercer l'art de guérir sans avoir préalablement obtenu un diplôme, et être inscrit sur les états officiels arrêtés par le gouvernement ;

« Attendu que le prévenu a hautement annoncé de guérir les malades par le magnétisme, qu'il s'est présenté dans ce but chez plusieurs malades, et en a reçu plusieurs autres chez lui ;

« Attendu que traiter des malades, c'est exercer l'art de guérir quel que soit le mode de traitement ;

« Vu les articles 35 de la loi du 19 ventôse an XI, et 466 du Code pénal, déclare R., convaincu de la contravention ci-dessus, et pour réparation, le condamne à 1 fr. d'amende. »

R. s'est pourvu en cassation contre cette décision, pour fausse application de l'article 35 de la loi du 19 ventôse an XI, en ce que l'arrêt dénoncé a considéré, comme exercice illégal de la médecine, les opérations du magnétisme.

M. le conseiller Charles Nouguier, chargé du rapport, a présenté à la Cour, les observations suivantes que nous citons, en raison de leur importance (1) : « le point de savoir si l'article 35 de la loi de ventôse est ou non applicable au traitement des malades par le magnétisme, ne semble pas avoir les proportions que paraîtrait vouloir lui attribuer le mémoire. Ce point se réduit purement et sim-

(1) *Gazette des Tribunaux* du 25 décembre 1852.

plement à l'appréciation des deux thèses contraires, admises, l'une par le jugement, l'autre par l'arrêt, et consiste à rechercher si (comme le soutient le jugement), il n'y a contravention, qu'autant qu'il y a prescription ou administration de remèdes ou médicaments, non lorsqu'il y a simplement traitement au moyen des passes et du magnétisme ; ou bien si, tout au contraire (comme le soutient l'arrêt), traiter des malades, c'est exercer l'art de guérir, quel que soit d'ailleurs le mode de traitement. La question se limitant ainsi, il importe peu, ce semble, pour sa solution, que le magnétisme, envisagé comme moyen curatif, soit un agent actif ou neutre, une réalité ou une chimère, une science réelle ou un charlatanisme effronté.

En effet, si le magnétisme est un agent neutre, une chimère, un charlatanisme, on comprend l'intérêt et le but de l'interdiction prononcée par le législateur, puisqu'il avait à mettre en garde la crédulité publique contre un moyen curatif prétendu, qui, dans le fait, livrerait les malades aux simples efforts de la nature.

Si, au contraire, le magnétisme est une science, une réalité, un agent actif, l'interdiction prononcée aura également une excellente raison d'être dans la nécessité de soumettre à des conditions déterminées de capacité et d'expérience, les praticiens qui voudront appliquer, non d'une manière spéculative, mais effective, la puissance plus ou moins salutaire, plus ou moins dangereuse d'un tel agent.

Dans l'une comme dans l'autre hypothèse, l'intérêt et le but d'une interdiction paraissent donc manifestes......

La disposition de l'article 35 est générale et absolue ; elle ne s'attache pas à défendre tel ou tel mode de traitement, à reconnaître la contravention à des caractères prévus et définis, à circonscrire cette contravention à la prescription ou à l'administration de tel ou tel médicament; il semble donc qu'elle a voulu s'étendre, et indépendamment de l'appréciation du mode de traitement, à toute entreprise ayant pour but de tenter la guérison des malades. Cette pensée ressort encore de la combinaison des diverses dispositions de la loi de ventôse (art. 1, 3, 35), dans lesquelles on voit qu'aux yeux de la loi *Exercice de la médecine et exercice de l'art de guérir*, sont deux expressions parfaitement synonymes. S'il en est ainsi, il est difficile de ne pas se laisser frapper par ce qu'il y a de général dans ces mots : Art de guérir....

On fait une distinction entre la faculté de guérir et l'art de guérir. Le magnétisme, ajoute-t-on, c'est la faculté; or, user d'une faculté, ce n'est pas exercer un art. Cette distinction est-elle sérieuse? Que le magnétisme soit en lui-même et en dehors de toute pratique une faculté, cela peut être. Si c'est une faculté, qu'il reste à l'état de faculté tant qu'il n'est pas exercé, tant qu'il reste à l'état purement théorique, cela se conçoit; mais si on use de cette faculté prétendue, si de la théorie on la fait descendre dans la pratique, si on entreprend par cette mise en pratique de faire servir cette faculté à guérir des maladies, il peut paraître douteux que la faculté de guérir ne soit pas transformée en art de guérir... »

La Cour de Cassation, à la date du 24 décembre 1852, a rendu l'arrêt suivant sur le pourvoi.

« Attendu que la disposition de l'art. 35 est générale, absolue et sans distinction; quelle ne subordonne pas l'existence de la contravention prévue et définie à telle ou telle condition particulière, à tel ou tel mode spécial de traitement, à telle ou telle prescription ou administration de médicament; mais quelle frappe, au contraire, par la généralité de sa prohibition, et abstraction faite du mode de traitement pratiqué, tout exercice de l'art de guérir.

» Attendu qu'il est constaté par l'arrêt attaqué, que R... a hautement annoncé la prétention de guérir les maladies par le magnétisme; qu'il s'est présenté, dans ce but, chez plusieurs malades et en a reçu plusieurs autres chez lui; que dans cet état des faits constatés, l'arrêt attaqué, loin de violer l'article 35 de la loi du 19 ventôse an XI et l'article 466 du Code pénal en a fait une juste application;

» Rejette, etc. »

Les somnambules et les magnétiseurs, qui tous les jours font des réclames, ne se contentent pas de pratiquer des passes comme R..., mais encore, ils signent des ordonnances, fournissent le plus souvent des médicaments qu'ils font payer et contreviennent ainsi, en même temps, à l'article 35 de la loi du 19 ventôse an XI et à l'article 36 de celle du 21 germinal de la même année.

L'article 36 de la loi du 21 germinal an XI, prohibe tout débit au poids médicinal, toute distribution de drogues et de préparations médicamenteuses sur des théâtres ou étalages, dans les places publiques, foires et marchés, toute annonce et affiche imprimée qui indiquerait des remèdes secrets, sous quelque dénomination qu'ils soient présentés. La loi du 29 pluviôse an XIII, prononce contre les contrevenants une amende de 25 à 600 fr., et en outre, en cas de récidive, une détention de trois jours au moins, de dix au plus.

L'examen de ces lois dans leur application révèle la tendance chez les magistrats, à n'appliquer toujours que le minimum de la peine, même dans les circonstances aggravantes, quand il y a eu, par exemple, perpétration de l'action pendant quinze à vingt ans, comme si toute faiblesse dans l'exécution ne compromettait pas la santé publique. On exige les preuves les plus évidentes, les plus palpables ; il faut surprendre le vendeur administrant sa drogue ; pris en flagrant délit, ce dernier affirme qu'il la donne, proteste de son désintéressement, et on a la bonhomie de le croire, même lorsqu'il a acquis une fortune rapide à ce métier.

En 1832, trente-neuf pharmaciens se sont portés partie civile contre les débitants de remèdes secrets. Tout en reconnaissant fondée la demande des pharmaciens, on jugea qu'ils ne pouvaient obtenir raison comme corps collectif, l'Assemblée constituante ayant aboli les corporations. Du tribunal de première instance, la cause alla en Cour d'appel ; l'arrêt fut cassé par la Cour de cassation, l'affaire renvoyée devant la Cour de Rouen, et de la Cour de Rouen devant la Cour d'Orléans. *Adhuc sub judice lis est.*

Les homœopathes de Nantes n'ont été condamnés qu'à 25 francs pour avoir contrevenu pendant plus de quinze ans à l'article 36 de la loi de l'an XI.

Tels sont les jugements qu'on enregistre, quand sur une plainte portée, le parquet ne répond pas par ces désolantes paroles : il n'y a pas lieu de poursuivre.

Les condamnations sont non seulement inefficaces, mais encore elles tournent à l'avantage des coupables. Les charlatans, comme les recéleurs et les escrocs ont toujours la possibilité de s'adresser aux talents de premier ordre. L'avocat, chargé de la défense, pose son client en victime de l'envie, accumule certificats sur certificats, et fait la narration de cures merveilleuses. Le lendemain les journaux rapportent le plaidoyer, qui se trouve ainsi répandu à plus de 100,000 exemplaires, publicité qui coûterait des sommes considérables. Il y a donc bénéfice pour ces industriels à encourir une condamnation de 5 à 50 francs. Avant l'arrêté de M. le Préfet de police de Paris sur les annonces, souvent le même journal contenait le jugement et l'indication des heures de consultation.

Pour établir d'une manière encore plus évidente l'inefficacité et la faiblesse des pénalités ; nous allons les comparer à celles qui sont infligées pour la vente à faux poids, et la vente des produits avariés ou de mauvaise nature, etc., délits qui, dans l'échelle des peines, devraient être placés à un degré bien inférieur à celui que doit occuper l'exercice illégal de la médecine et de la pharmacie.

« Code pénal, article 405 : Quiconque, soit en faisant usage de faux noms ou de fausses qualités, soit en employant des manœuvres frauduleuses pour persuader l'existence de fausses entreprises, d'un pouvoir ou d'un crédit imaginaire, ou pour faire naître l'espérance ou la crainte d'un succès, d'un accident ou de tout autre événement chimérique, se sera fait remettre ou délivrer des fonds, etc., aura tenté d'escroquer la totalité ou une partie de la fortune d'autrui, sera puni d'un emprisonnement d'un an au moins et de cinq ans au plus, et d'une amende de 50 fr. au moins et de 3,000 francs au plus. Le coupable pourra être en outre, à compter du jour où il aura subi sa peine, interdit, pendant cinq ans au moins et dix ans au plus, des droits mentionnés dans l'article 42; le tout sauf les peines plus graves, s'il y a crime de faux. »

« Art. 423 : Quiconque aura trompé, etc., sur la nature de toutes marchandises; quiconque par usage de faux poids, ou de fausses mesures, aura trompé sur la quantité des choses vendues, sera puni d'emprisonnement pendant trois mois au moins, un an au plus et d'une amende qui ne pourra être au-dessous de 50 francs. »

Quoique les tribunaux acceptent encore trop facilement des circonstances atténuantes, quelques grammes de pain soustraits par kilog. sont ordinairement punis de 15 jours à un mois d'emprisonnement et d'une amende de 50 francs à 100 francs.

F... et B... ont été condamnés à six mois de prison et 50 francs d'amende pour avoir vendu de l'orge mondé torréfié et moulu, mélangé à du café, pour du café pur d'une qualité supérieure (1). Supercherie facile à découvrir, et qui n'avait aucune action nuisible sur la santé.

Dans l'exercice illégal de l'art de guérir, il y a tout à la fois fausses qualités, manœuvres frauduleuses, espérances vaines, escroqueries, fraude sur la nature des produits, etc., etc., avec circonstances aggravantes. Pourquoi la loi dans son application donne-t-elle des résultats si différents? Pourquoi celui qui soustrait quelques grammes de pain, qui donne de l'orge torréfié pour du café pur, est-il passible, aux termes de l'article 423, de l'emprisonnement pendant trois mois au moins et une année au plus, et d'une amende de 50 francs au moins; tandis que compromettre la santé et même occasionner la mort par des médicaments, entraîne une pénalité d'un franc, la peine de l'emprisonnement étant rarement appliquée ?

La loi du 21 germinal an XI prescrit des visites ayant pour but de vérifier la bonne qualité des médicaments, et ordonne la saisie de ceux qui sont mal préparés ou détériorés ; mais elle ne prononce pas de peine pour la vente. Cette lacune a été remplie par la loi du 27 mars 1851, qui

(1) *Gazette des Tribunaux* du 21 juillet 1852.

tend à la répression plus efficace de certaines fraudes dans la vente des marchandises et dont plusieurs dispositions concernent les pharmaciens et les droguistes. Cette loi a eu, entre autres buts, celui de mieux définir le caractère moral de la falsification des substances médicamenteuses, d'en faire un délit et non une simple contravention, et en conséquence, de la réprimer par une pénalité plus rigoureuse. Nous applaudissons à ces mesures, mais nous nous étonnons du silence de la loi sur toutes les manœuvres de ces gens si nombreux qui, sans être pharmaciens ou médecins, se livrent impunément à l'exercice de ces deux professions.

La tendance sévère de plusieurs arrêts est un témoignage du besoin de poursuivre la fraude dans ses progrès menaçants, et ses combinaisons variées.

Ainsi, en 1829, le tribunal de première instance de Paris a rendu le jugement suivant : « Attendu, en fait, qu'il résulte de l'instruction et des débats, en ce qui touche Jean Giraudeau, que dans une multitude d'affiches, prospectus, placards, brochures et journaux, Giraudeau a annoncé la vente d'un anti-syphilitique, d'un rob régénérateur et d'une mixture de son invention, avec indication de leurs nombreux dépôts, tant dans la province qu'à l'étranger ; que toutes les circonstances de ces annonces, et notamment celle d'apposer ses cachets sur tous les pots et bouteilles, et sa signature sur les étiquettes qui portent ainsi que les imprimés, le prix exhorbitant de ses remèdes reconnus aujourd'hui, d'après le rapport des experts, pour n'avoir qu'à des degrés très inférieurs les qualités que leur attribue Giraudeau, établissent que c'est pour son compte que le trafic en est opéré ; que vainement Giraudeau alléguerait qu'il agit dans l'intérêt de la science, et que ses remèdes ne doivent être délivrés, conformément aux lois, que sur ordonnance de médecin, puisque ce n'est pas aux gens de l'art qu'il adresse ses ouvrages imprimés, ainsi que le pratiquent les auteurs de livres de médecine, et que les ouvrages de Giraudeau, qui ne sont que des espèces de prospectus, portent même pour titre : *l'Art de se guérir soi-même*, et indiquent les nombreux dépôts, tenus même par des personnes étrangères à la pharmacie, où toute personne peut elle-même se les procurer, ainsi qu'il résulte des annonces faites dans les placards, journaux ou brochures, répandus avec la plus grande profusion dans le public, dont Giraudeau cherche à s'attirer la confiance, soit en prenant le faux nom de Saint-Gervais qui est celui du lieu de sa naissance, soit en se donnant la fausse qualité de médecin en chef d'une maison de santé, et d'auteur d'une dissertation approuvée par la faculté de médecine, dissertation qui n'est autre que la thèse qu'il a subie....

» Attendu que ces différents remèdes sont de la nature de ceux que l'on regarde comme secrets, qu'ainsi les prévenus se sont rendus coupables d'infraction aux articles 32 et 36 de la loi du 21 germinal an XI, et à la loi du 29 pluviôse an XIII.

» Condamne Giraudeau à 600 francs d'amende ; Dupont à 300 francs ; Ollivier, Poisson, Curre, Lepère, Launoy, Béguin et Séguin, à 200 francs d'amende, et les condamne en outre aux dépens. »

Les principes émis dans le jugement précédent ont été confirmés par plusieurs arrêts de cours d'appel, dont nous ne rapportons pas les décisions, pour ne pas multiplier les citations identiques.

Le tribunal de première instance de Paris, considérant que la loi du 21 germinal, an XI, défend aux pharmaciens, article 22, de vendre d'autres remèdes officinaux que ceux inscrits au *Codex*, ou que ceux dits magistraux, c'est-à-dire préparés sur une ordonnance spéciale de médecin; considérant, d'un autre côté, que l'article 36 défend l'annonce des remèdes secrets; condamne D..., pharmacien et en même temps officier de santé, à 300 francs d'amende, sous le motif que, malgré sa double qualité, les remèdes par lui préparés d'avance et tenus en magasin ne peuvent être considérés comme remèdes magistraux; que d'ailleurs ils ne sont ni consignés au *Codex*, ni autorisés par le gouvernement.

Les pilules purgatives qui sont l'objet de cette condamnation (1) sont loin d'être inconnues; elles sont, à peu de chose près, analogues aux pilules d'Anderson, de Bontius, de Morisson, aux grains de santé du docteur Frank, mélanges de préparations drastiques plus ou moins compliqués.

Malgré les jugements rendus et les amendes encourues, les vendeurs de drogues n'en prospèrent que mieux. Les condamnations pour infractions à l'une des branches de l'art de guérir, sont donc des brevets d'impunité, des patentes gratuites qui rendent les délinquants invulnérables.

Le 13 août 1841, la Cour de cassation a rendu un arrêt qui prononce l'incompatibilité entre les deux professions, et cependant nous voyons tous les jours annoncer le traitement d'après la méthode Raspail, publier par des écriteaux collés aux devantures, des médications désignées par le nom du pharmacien ou toute autre qualification, et mettre en vente des produits qui appartiennent à l'industrie, et auxquels on attribue faussement des propriétés thérapeutiques.

(1) *Gazette des Tribunaux* du 20 décembre 1851.

CHAPITRE VI.

DU CONCOURS DE LA CORPORATION MÉDICALE DANS L'ASSISTANCE PUBLIQUE.

Pour faire diversion aux honteuses actions que nous divulguons à regret, et pour reposer l'esprit par une narration complètement opposée, nous ferons apprécier le concours que le corps médical prête à l'assistance publique.

L'administration de l'assistance publique dépense annuellement à Paris, un budget de 12 à 15 millions, réparti entre vingt-sept établissements hospitaliers qui contiennent plus de dix-sept mille lits : sur ce nombre, dix mille sont affectés aux personnes qui remplissent certaines conditions d'âge, d'infirmité, ou de maladies incurables ; une fois admis dans un hospice, on y passe la période de la vie qui reste à parcourir : sept mille lits sont destinés aux malades atteints d'affections aiguës ou curables. En 1852, il y a eu 90,486 malades traités dans les hôpitaux et 12,117 infirmes, vieillards ou aliénés, entretenus dans les hospices : au total 102,603.

Indépendamment des malades admis et traités dans les hôpitaux pendant toute la durée de l'affection, il y a, chaque matin, une consultation pour la médecine, la chirurgie et les affections spéciales. Toute personne qui se présente reçoit gratuitement les conseils des hommes les plus éclairés.

Les consultants peuvent être répartis de la manière suivante pour chaque jour, en moyenne :

Hôpital Saint-Louis.	200
Hôpital du midi.	90
Hôtel-Dieu, Bureau central, la Pitié, la Charité, Lourcine, les Enfants-Malades, 70 pour chaque établissement : six établissements. . .	420
Les quinze autres hôpitaux, ou hospices, 40 pour chacun	600
Total.	1,310

Ainsi, annuellement, les consultations gratuites s'élévent environ à 450,000.

Indépendamment des ordonnances, on délivre des cartes de bains, on fait les pansements, on pratique les saignées, on applique les ventouses et même on donne sur bons, certains médicaments.

Le service médical est confié à quatre cents médecins, chirurgiens, pharmaciens et internes qui ne reçoivent pas la quarantième partie du budget pour indemnité, en y joignant celle accordée à plus de deux cents externes des hôpitaux excentriques. La tâche de ces derniers est pénible, les services qu'ils rendent sont immenses ; c'est d'un pansement bien fait, méthodiquement appliqué, de la propreté et du soin apporté dans les choses accessoires que dépend souvent la guérison d'une maladie grave.

Une division de l'assistance publique comprend les secours à domicile. Les nécessiteux, accablés de famille, courbés sous le poids des années ou des infirmités, sont au nombre de 80,000 pour la ville de Paris. Les dons qui leur sont distribués, ne peuvent pas toujours les mettre à l'abri de la faim et du froid. Mais les secours médicaux ne laissent rien à désirer. Deux cent quarante médecins sont attachés aux bureaux de bienfaisance et y donnent tous les jours des consultations gratuites; ils se rendent en outre au domicile des malades alités de leur circonscription et même lorsqu'ils ne sont pas de service, ils continuent de donner leurs soins à ceux qui viennent les consulter. A toute heure du jour et de la nuit, ils répondent à 80,000 souffrances ; leurs fonctions ne sont pas rétribuées et les médicaments sont fournis gratuitement.

Si l'on tient compte de l'organisation des sociétés de secours mutuels, des sociétés de corporations ouvrières, où les médecins reçoivent une indemnité et non des appointements, des visites et des consultations gratuites des six cents ou huit cents docteurs honorables de Paris, qui n'ont pas une position officielle, comme médecins des hôpitaux, ou des bureaux de bienfaisance, ou des dispensaires, etc., on est convaincu que la profession médicale panse toutes les plaies, qu'elle n'entend pas une douleur sans y porter remède et qu'elle pratique la philanthropie sur une échelle dont on ne soupçonne pas l'étendue.

Il serait très facile d'arriver à une constatation exacte des services signalés précédemment, en chargeant les employés, préposés à la consultation des hôpitaux, de tenir note des numéros d'ordre délivrés aux consultants ; et pour les bureaux de bienfaisance, la même comptabilité serait enregistrée chez les sœurs.

En présence des résultats que l'on obtiendrait, on n'hésiterait pas à abolir les consultations gratuites annoncées à force de réclames et qui n'ont pas un caractère officiel. L'homme véritablement charitable n'ébruite point ses aumônes, il fait le bien en silence, dépense moins afin de pouvoir donner davantage. Qui pourrait croire à la philanthropie de ces hommes qui emploient à la publier des sommes plus considérables qu'il n'en faudrait pour la pratiquer? S'ils sont désireux d'exercer leur dévouement, que ne se présentent-ils aux bureaux de bienfaisance, où l'on demande principalement de la probité et de la dignité dans l'exercice de la profession.

CHAPITRE VII.

CONCLUSION.

La tâche que nous nous sommes imposée touche à son but : elle aura été remplie selon nos désirs, si nous avons réveillé l'apathie de ceux qui ne s'inquiètent pas des abus, parce qu'ils ne leur portent aucun préjudice ; si nous avons développé la légitime indignation des hommes de bien qui ne soupçonnent jamais que la perversité pare sa laideur et son hypocrisie du manteau de la philanthropie et de la morale. Dans l'exposition des faits et dans leur discussion, nous croyons avoir apporté la conviction et la franchise qui ne reconnaissent pour limite que la justice et le droit, et avoir démontré l'insuffisance de la législation.

Le charlatanisme doit être combattu par des lois rigoureuses, mais surtout par des mesures préventives énergiques. Tout ce qui contribue à empêcher l'accomplissement d'un délit, a une efficacité supérieure aux pénalités les plus sévères. Il faut se préoccuper vivement de former des hommes capables de comprendre la hauteur et l'importance de leur mission, en joignant l'éducation professionnelle à l'instruction, et supprimer les officiers de santé.

Jusqu'à présent, chaque fois qu'il a été question de changements à introduire dans l'exercice de l'art de guérir, on a rencontré ou une opposition systématique, ou la plus grande indifférence ; mais la véritable voie est ouverte, le sillon se trace : les sociétés d'arrondissement se montrent jalouses de leur honorabilité, en expulsant de leur sein et en marquant du sceau du mépris ceux qui commettent des méfaits professionnels : elles se font justice dans la limite de leurs pouvoirs. Toutes doivent imiter la sage et courageuse décision de l'association médicale de Toulouse. Convaincue que, malgré le zèle et les efforts qu'elle a déployés dans la poursuite du charlatanisme, elle n'a pas obtenu, faute de preuves suffisamment établies, les résultats qu'elle est en droit d'espérer, elle a nommé une commission de cinq membres, chargés de recueillir tous les faits de charlatanisme qui viendront à sa connaissance, afin de pouvoir en poursuivre efficacement la répression. En agissant ainsi, on pourra apprécier les abus, et le gouvernement prêtera son appui en connaissance de cause.

Chaque corporation est représentée par une commission (exemple : conseil de l'ordre des avocats, chambre des notaires, chambre des avoués), chargée de poursuivre la répression, non seulement des faits qui tombent sous l'application de la loi commune, mais encore de tous ceux qui, n'étant punis d'aucune peine par cette loi, sont cependant de nature à porter atteinte à l'honneur et à la considération du corps. Pourquoi ne pas établir dans chaque arrondissement une commission chargée de surveiller, de recueillir les faits d'exercice illégal de la médecine et les méfaits professionnels. Dans le premier cas, la commission procéderait à l'instruction qui aurait lieu par les soins d'hommes compétents, éclairés sur les circonstances et la gravité du délit :

elle en référerait ensuite au procureur impérial qui poursuivrait, et la loi serait appliquée par les juges ordinaires. Dans le second cas, la commission, l'instruction terminée, jugerait elle même et prononcerait une peine disciplinaire selon la gravité du méfait professionnel.

L'article 24 de la loi du 19 ventôse an XI, tombée en désuétude, mais qui vient d'être remise en vigueur, produirait les effets les plus salutaires et saperait le charlatanisme dans sa base, si, après avoir publié la liste de tous les médecins inscrits, l'autorité enjoignait aux pharmaciens d'exécuter seulement les ordonnances de ses membres, sous peine d'encourir une pénalité déterminée. Les infractions seraient constatées en compulsant le registre sur lequel les pharmaciens seraient tenus de transcrire les ordonnances des médecins avec les noms en regard. On criera peut-être à l'impossibilité, à l'inquisition ! Mais pourquoi grandir les difficultés, convertir les atomes en montagnes ? En matière de réformes, il faut, sans se préoccuper du froissement de quelques intérêts particuliers, tenir compte d'une seule chose, l'intérêt général.

Afin qu'un docteur puisse faire exécuter ses prescriptions immédiatement après avoir rempli les formalités légales, les journaux de médecine, ou, à leur défaut, un journal désigné *ad hoc*, insérerait que M. X..., docteur en médecine, s'est conformé à l'article 24, et que les pharmaciens doivent exécuter ses ordonnances. Dans les localités d'une population moindre de dix mille âmes, une circulaire serait adressée par le maire aux pharmaciens du canton. Ces derniers en prendraient note, jusqu'au renouvellement annuel de la nomenclature générale des médecins du département.

Chaque fois qu'une ordonnance devrait être exécutée

dans un département autre que celui habité par le signataire, ce dernier ajouterait l'indication de sa demeure, afin qu'on puisse constater son identité, et le pharmacien en ferait mention sur son registre. Dans ce cas, il s'agira le plus souvent d'un médecin appelé en consultation extraordinaire, et, comme on n'a recours alors qu'à des hommes connus par leurs travaux scientifiques ou leur expérience, la fraude n'est pas à redouter.

Toutes les mesures consignées dans ce chapitre et les précédents sont indispensables et peuvent être promptement réalisées. Nous ne vivons plus au temps où les meilleures idées, les faits les plus évidents étaient embrouillés, obscurcis par la discussion, et où les esprits étaient emportés loin du but vers lequel ils doivent tendre : l'application pratique.

Le gouvernement de l'Empereur, espérons-le, ne laissera pas inachevées les lois de l'an XI et de l'an XIII, monuments importants pour l'époque, mais insuffisantes pour arrêter les débordements du charlatanisme. Il ne peut rester sourd plus longtemps aux légitimes demandes de la corporation qui conserve la vie et la santé, qui, dans un temps d'épidémie, dans les circonstances les plus périlleuses, vole au danger et expose ses jours avec un courage et un dévoûment dont on constate sans cesse les nombreux exemples.

Les garanties de morale, d'honorabilité que l'on exigera de la part de ceux qui exercent une des branches de l'art de guérir, auront une immense influence. De toutes les professions, la médecine est celle qui établit l'intimité la plus étroite entre ceux qui l'exercent et tous les membres de la société, les plus humbles comme les plus élevés.

S'il existe encore des incrédules, au sujet de la légitimité de notre demande, nous les renverrons à la longue discussion de la Chambre des pairs en 1847, où malheureusement chaque orateur tenait plus à briller par l'esprit et à défendre une opinion personnelle qu'à éclairer la question. Malgré une opposition aveugle, le mal a paru si évident que la chambre a voté, entre autres dispositions, les articles suivants :

Art. 12. Tout docteur en médecine peut ouvrir un cours sur quelque partie que ce soit des sciences médicales, un mois après avoir déposé son programme, contenant l'indication de l'objet du cours, du lieu et de l'heure où il sera fait, 1° à la mairie de la commune où le cours devra être ouvert, et à Paris, à la préfecture de police ; 2° au chef-lieu de l'académie, si dans cet intervalle le recteur n'a pas formé opposition devant le conseil académique, dans l'intérêt des mœurs publiques.

Art. 29. Nul ne peut exercer la médecine, ou une des branches de la médecine en France, s'il n'est pourvu d'un diplôme de docteur ou d'un brevet spécial, et s'il ne le fait enregistrer au secrétariat de la sous-préfecture et au greffe du tribunal civil de son domicile.

Art. 41. Les orthopédistes et bandagistes qui ne sont pas docteurs, ne peuvent délivrer aucun appareil quelconque s'il n'a été spécialement et régulièrement ordonné par un médecin. — Ils ne peuvent appliquer aucun appareil que sous les yeux d'un médecin et en vertu de ses ordonnances. — Ils ne peuvent tenir de maison pour le redressement de la taille qu'avec l'assistance et sous la responsabilité d'un médecin.

Art. 42. Les professions médicales sont incompatibles avec celle de pharmacien. Toute association publique ou secrète de ceux qui exercent ces professions avec des pharmaciens est interdite.

Art. 49. Seront punis :

1° De six mois à deux ans d'emprisonnement, tous ceux qui exerceront la médecine, ou une de ses branches, sans être pourvus d'un diplôme de docteur ou d'un brevet spécial qui leur donne le droit de l'exercer, conformément aux dispositions du titre V de la présente loi ;

2° D'un mois à un an d'emprisonnement, tous ceux qui prendront indûment le titre de docteur en médecine ou tout autre titre indiquant l'aptitude à exercer la médecine ou une de ses branches; tous ceux qui prendront le titre d'une profession spéciale dans l'art médical non reconnue par la loi ; tout ceux qui ouvriront des cours particuliers sur les sciences médicales, sans avoir rempli les conditions et formalités prescrites par l'article 12 ;

3° D'une amende de 50 à 500 francs, tous ceux qui exerceront la médecine ou une de ses branches, sans avoir fait enregistrer leur diplôme ou leur brevet spécial, ainsi qu'il est prescrit par l'article 29 ;

4° D'une amende de 50 à 200 francs ceux qui contreviendront au deuxième paragraphe de l'article 41, et d'un emprisonnement de six jours à trois mois, ceux qui contreviendront au dernier paragraphe du même article;

5° D'un emprisonnement de six mois à deux ans, et d'une amende de 300 à 3,000 francs, tous ceux qui contreviendront à l'article 42.

Art. 50. Toute personne qui, se trouvant dans l'un des cas d'incapacité déterminés par l'article 28, exercera la médecine, ou l'une de ses branches, sera punie d'un emprisonnement d'un an à trois ans.

Art. 51. En cas de récidive, les peines pourront être portées au double.

M. Cousin, par une improvisation malencontreuse, a fait supprimer ces dispositions « Art. 43 du projet, est interdite toute annonce par la voie des journaux, prospectus, affiches, enseignes, avis imprimés et distribués, ayant pour objet d'indiquer des consultations ou une méthode particulière de traitement médical; art. 49, § 6, les contrevenants seront punis d'une amende de 200 à 1,000 francs, » en invoquant le principe de la liberté de la presse. Ce principe, cependant, n'était pas en cause dans la question; et pour la première fois, on venait, au nom de cette liberté, protectrice des intérêts sociaux, demander le maintien de graves abus réprouvés par tout le monde et par M. Cousin lui-même. L'honorable académicien, oubliant sa qualité de législateur, se place dans les hautes régions d'une philosophie un peu obscure, et proclame que *Dieu en donnant à l'homme la liberté, lui a donné le pouvoir de mal faire, que la punition se trouve dans un ordre élevé et moral* : de ces prémisses ainsi posées, il tire pour conclusion, que la répression des annonces et des réclames médicales est au dessus des pouvoirs de la société, et, qu'à la puissance-divine seule appartient le droit d'en punir les auteurs. La Chambre des Pairs se laisse aller à l'influence irrésistible qu'exercent ordinairement sur une assemblée, les grands mots et les grandes phrases, et l'article 43 n'est pas adopté. Mais la morale publique, qui n'a pas subi le charme de la parole de M. Cousin, élève sa voix imposante, et réclame, avec instance, la conversion de l'article 43 et du paragraphe 6 de l'article 49 en disposition législative.

Pour assurer l'exécution de la loi, et établir une gradation de peine à mesure que les délits se répètent, l'article 51 devrait être complété par les dispositions suivantes : une première condamnation placera le délinquant sous la surveillance du Conseil de discipline, et quiconque aura subi trois condamnations, sera dans l'incapacité d'exercer la profession médicale ou pharmaceutique.

Depuis six ans, les choses n'ont pas changé, si ce n'est que les délitssont plus nombreux, et lesréformes plus urgentes qu'elles ne l'étaient alors.

FIN.

TABLE DES MATIÈRES.

FIN DE LA TABLE.

PARIS. — Typographie FÉLIX MALTESTE ET Ce, rue des Deux-Portes-Saint-Sauveur, 22.

Paris. — Imp. Félix Malteste et Cie, rue des Deux-Portes-St-Sauveur, 22.

www.ingramcontent.com/pod-product-compliance
Ingram Content Group UK Ltd.
Pitfield, Milton Keynes, MK11 3LW, UK
UKHW022113170726
13837UKWH00003B/1190